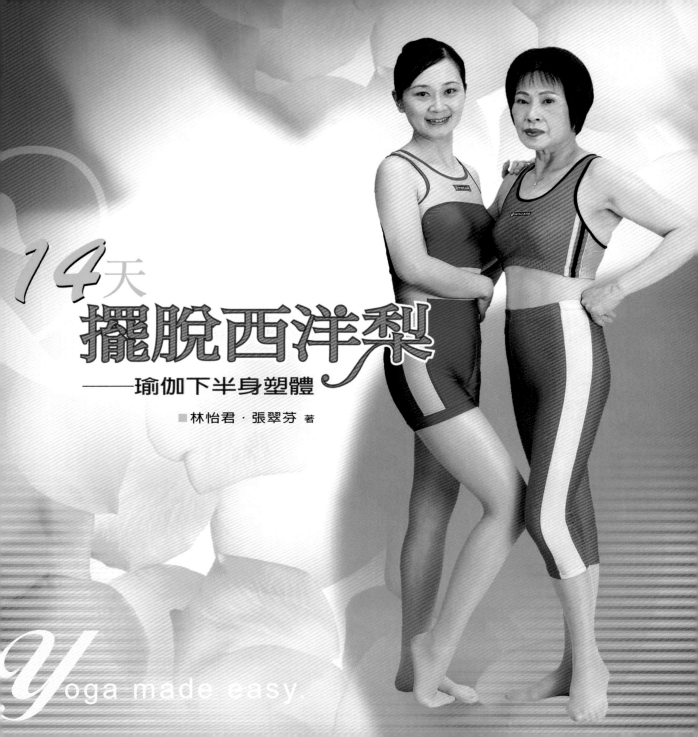

14天 擺脫西洋梨

——瑜伽下半身塑體

■ 林怡君・張翠芬 著

Yoga made easy.

推薦序 1

練瑜伽，有益身體健康

周賢德

現代人經常身心不快樂，年紀輕輕就一身是病，瑜伽可以治療現代人大部分的身心疾病，小姐想要苗條美麗，孩子想要長高一點，中老年人想要腦筋靈活些……瑜伽都能實現這些願望。

瑜伽是目前最熱門的養生運動之一，好處非常多，在消極方面可以療疾、防病、防止過胖或過瘦、及消除疲勞；在積極方面可以增進健康、保持青春、返老還童、益壽延年。多年來我們不斷推動瑜伽健身運動，當然非常樂見現在各地掀起學習瑜伽的熱潮。不過，還是有很多人以為瑜伽很難學，嫌自己年紀太大或筋骨太硬，而卻步不前，其實學瑜伽並沒有年齡的限制。

我自己是在進入半百之年才開始做瑜伽，當時我的人生陷入低潮，生意垮了，事業失敗，覺得自己一事無成，在萬念俱灰之下，曾自暴自棄，暴飲暴食導致體重驟增超過一百公斤，身體健康亮起紅燈，幸虧我在瑜伽中找到生命的意義，不但重拾健康，體重也安全而健康地迅速恢復正常，更從瑜伽教學開啟了事業第二春。

我今年已經七十幾歲，迄今仍勤練瑜伽每日不輟；身體硬朗，精神飽滿，體力絕不輸給年輕小伙子，我想，這正是多年來勤練瑜伽的成果。

林怡君老師在瑜伽界是非常優秀且資深的老師，這些年她推展瑜伽健康運動及教學研習不遺餘力，廣受學員們的肯定，這次她示範指導《14天擺脫西洋梨——瑜伽下半身塑身》一書出版，不但是學員的一大福音，也嘉惠一般社會大眾。這是一本很淺顯易懂的瑜伽入門書，只要讀者按照書中所說步驟和注意事項操作，塑身效果一定是顯而易見的好。歡迎大家加入學習瑜伽的行列，並得到健康與美麗。

（作者為前中華民國瑜伽協會理事長）

腹式呼吸 —— 最好的塑身、養生之道

■ 孫安迪

現代人工作忙碌，稍有不慎就疾病上身，身為醫生的我，特別注意養生。我的養生之道就是從飲食調養、喝安迪湯（大棗、黃耆、枸杞）、多吃抗癌防癌食物，另外很重要的一點就是練氣打坐、禪修入定。

禪修、練氣從呼吸入門，不但活絡經絡，更貼近生命新陳代謝的源頭，是相當值得倡導的基礎養生功法。其中「吐納」「腹式呼吸」，是禪修練氣最基本且重要的入門功法。在日常生活中，隨時隨地做吐納，可以迅速補充身體能量、強化免疫力。現代醫學研究發現，丹田附近有豐富的神經叢和腺體，可分泌各種活性物質。

練習腹式呼吸吐納，可活絡腹部九條經絡，加強全身淋巴循環，有益於交感神經及副交感神經的平衡，對改善焦慮、緊張、失眠、高血壓等症狀，相當有幫助。腹式呼吸可以活動到我們日常生活很難活動到的腹部經絡，透過呼吸使肌肉做節律性的收縮，可以讓肌肉保持彈性，消耗多餘脂肪；這種呼吸，也是腹腔五臟六腑很好的按摩運動，可強化每個器官的功能，並提高血中氧含量，促進二氧化碳的排除。這也是本書《14天擺脫西洋梨——瑜伽下半身塑體》重要的塑身原理。

我和張翠芬小姐熟識多年，從十多年前她負責採訪醫藥新聞開始，就對她積極敬業的精神佩服不已。新聞工作和醫師的職業一樣都是壓力大且十分忙碌，但每次看到她，她都是元氣充沛、精力十足。這些年她還越來越年輕美麗，原來她勤練瑜伽，除了懂得以瑜伽的腹式呼吸化解生活壓力，還勤做瑜伽鍛鍊出窈窕的身材，也為本身做了最好的見證。

很多研究發現，瑜珈有減輕壓力、降低血壓、增強心臟耐力的功效，也能夠改善氣喘、背痛、關節炎等症狀，當然，塑身的效果也不言可喻。瑜珈不但對肉體疾病有改善的效果，瑜伽的呼吸和靜坐對精神方面也有正面作用，是相當值得推薦的運動。

當然，想要維持健美窈窕的身材，除了練習瑜伽瘦身運動，還要從飲食上控制，少吃多動，隨時練習腹式呼吸補充體力，相信每個人都可以從本書中獲得健康活力，找到青春的泉源。

（作者為台大醫院主治醫師、微生物免疫學博士）

瑜伽，做就對了

■ 林怡君

很多學生看到我，都羨慕的說：「林老師，妳是怎麼保養的？當阿嬤的人，身材還像小姐一樣！」

大家都只看到現在光鮮亮麗的我，其實20年前，我也是一身病痛，每天靠吃止痛藥一天撐過一天，現在，我已經60幾歲，身體狀況比以前更好，因為瑜伽讓我好像重新活過來了！

為了克服病痛，我每天花六個多小時來練習瑜伽，每次上課，都是提早半個小時至一小時到，提前做暖身、拉筋，因為我的脊椎長骨刺，一些高難度的劈腿、後彎等動作，比別人多花了好幾年的時間才做到，好幾次我痛得想放棄，但是我的個性就是不服輸，憑著一股毅力總算撐過來了。

學了瑜伽之後，我徹底改掉以前愛吃油炸食品的習慣，盡量吃些有機新鮮蔬果，飲食清淡，每天喝一瓶優酪乳……在做瑜伽的過程中，體質一點一點改變了。這幾年每次我到醫院做健康檢查，連醫生都說我的身體狀況甚至比年輕人還好。現在，我每天四處奔波教授瑜伽，卻越忙越有勁，經常一天連上好幾堂課也不覺得累。瑜伽讓我找回健康、保持青春，所以只要有時間、空間，我會一直教下去，因為瑜伽讓我重獲新生，我也希望把瑜伽的好處推廣給每個人知道，跟大家分享健康快樂，就是我最大的心願。

《14天擺脫西洋梨——瑜伽下半身塑體》，是特別針對改善腰、腹、臀、腿等部位而設計的休閒式瑜伽書籍。不分年齡、性別，每個人都可以從最基本的呼吸法、靜坐開始練習，再展開暖身伸展運動，循序漸進，及至就下半身各部位做細部的瑜伽動作，再配合飲食，效果更佳。只要短短14天，即可天天看到明顯「消瘦下去」部位的成果。您再也不必擔心自己苦惱的「西洋梨」身材，從此可以信心滿滿地展示自己的苗條體態了。這是一本實用的、能輕鬆自然達成快速塑身的書。除此之外，你整個人身上的的種種不適也將不藥而癒，青春美麗的感覺全都回來了！

自序 2

練瑜伽，讓你維持好身材

■ 張翠芬

第一次看到林老師，我對她模特兒般的身材驚嘆不已，因為多數女性生產後，身材難免有些走樣，骨盤變大、小腹凸出、肌肉鬆垮……這些歲月的痕跡，在林老師身上完全看不到，我好納悶也自覺得汗顏：已經是三個孫子的阿嬤，竟然仍維持著像二十幾歲的小姐身材，她是怎麼做到的？

原來就是「瑜伽」！林老師勤練瑜伽二十餘年，除了趕走一身病痛，還雕塑出模特兒般的身材，我在豔羨之餘也暗下決心，要好好效法林老師的恆心毅力，希望當我活到六十歲時，也能這麼青春美麗。

身為健康資訊的傳播者，我比一般大眾有更多的機會接觸各種醫藥新科技及醫學新知，我深深瞭解，醫學再怎麼進步，追求健康美麗並沒有捷徑，坊間五花八門的塑身方法，及抽脂、整形……都只能維持短暫的美麗，唯有從運動、飲食各方面身體力行，才是最紮實的。

以前我並沒有運動的習慣，曾經嘗試過一些運動，卻總是半途而廢，直到接觸了瑜伽，它的神奇讓我著迷且欲罷不能。在持續的練習中，我明顯感覺到瑜伽的奧妙，不但長年的肩頸疲勞痠痛不藥而癒，原本變大的骨盤、鬆垮的肌肉……也越來越結實，身材甚至變得比以前更勻稱窈窕。

我在瑜伽天地中找到健康美麗的泉源，林老師對瑜伽教學的熱忱，是我想把瑜伽介紹給更多人認識的動力。這本《14天擺脫西洋梨——瑜伽下半身塑體》的誕生要感謝腳丫文化的支持和蔣行忠先生、鍾春櫻老師，及各位示範模特兒的協助。從企劃的形成，主題和動作的挑選，到實際拍攝的工作，及最後成書的過程，都是大家齊心合力的結果，讓本書能夠以更生活化的方式呈現在讀者面前。

現在，當朋友問我：「生過二個孩子，身材還像小姐一樣，妳是如何保養的？」我都「呷好逗相報」地告訴大家：「我在練瑜伽！」瑜伽讓我健康美麗有活力，相信你也可以。

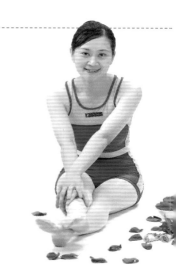

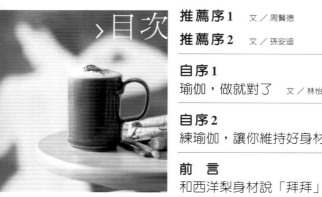

> 目次

*P*art I 瑜伽幫您輕鬆抖落一身贅肉   10

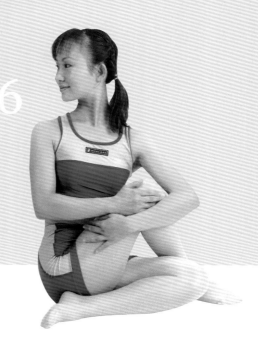

$\mathcal{P}$art III 維納斯的誕生 —— 完美塑身的進階挑戰 68

$\mathcal{P}$art IV 控制飲食，擺脫西洋梨 108

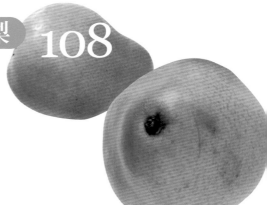

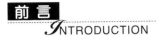

——和＊西洋梨身材說「拜拜」

下半身的腰、腹、臀、大腿脂肪分佈較多是許多人心中的痛，這種下半身肥胖的體型也稱為「西洋梨型肥胖」，東方女性尤其是生產後的婦女，大部分都屬這種體型。

而蘋果型則是上身豐滿下身瘦，西方女性及男性以這種體型居多，他們的脂肪分佈於腹部，但是臀部、大腿卻不胖。下半身肥胖的西洋梨身材，瘦得慢，而且塑身更須找對合適的運動才能見效。

大家都知道，最安全有效的減肥方法就是飲食控制及適度運動。不過，一提運動，很多人尤其是現代職業婦女，每天像陀螺般在密密麻麻的工作時程中轉個不停，往往連吃個午飯的時間都很趕，遑論專程抽空上健身房運動。

瑜珈雖然表面上靜止不動，但是卻可消耗相當多熱量，達到美化身體線條的重責大任。做瑜珈可練習吐納調息、用意行氣、加強臟腑氣血調和，並增進肢體剛柔平衡。瑜伽瘦身運動不必汗流浹背，只要每個動作皆須以呼吸協調，訓練肌肉的柔軟度和肢體的靈活度，以求身體各部位之間的平衡。

怎麼練習瑜伽來消除腰腹臀腿贅肉？瑜伽瘦身須掌握呼吸技巧，在七天之內，把這些動作當成刷牙、洗臉、吃飯一樣每天必做的習慣，天天動一動，七天就可看出初步成果。

針對想瘦身的部位，參考每日瘦身處方，每天花30分鐘動一動，配合腹式呼吸法，搭配節制飲食，輕輕鬆鬆就可以消除身上贅肉，現在就開始試試看，只要七天，你就可以察覺到身體曲線的變化。

若是找不出30分鐘做運動，或是屬於懶人一族，懶得做任何運動，至少，每天利用一點點時間做做「懶人瘦身招」，這些動作是完全不費力，只要配合呼吸就有瘦身的效果。隨時找機會動一動，早上等公車、坐捷運時、上班的空檔、晚上看電視的休閒時光，一整天片斷累積起來的運動時間只要能達到30分鐘，甚至更多，一定就有瘦身的效果。

14 天擺脫西洋梨
——瑜伽下半身塑體

WORKING IT

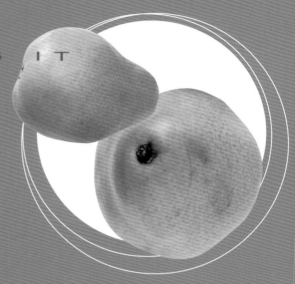

PART
I
瑜伽幫您輕鬆抖落
一身贅肉

BEAUTY LIFE

健康又窈窕 是許多人追求的目標，但是當你發現自己的大腿粗壯，小腹一天比一天突出、臀部越來越寬闊……身材似乎離窈窕的理想越來越遠。很多人開始嚐試各種減肥偏方，因此坊間出現去脂霜、中藥湯方、減肥食譜、減肥藥到各類減肥塑身秘笈，都大行其道。

　　配合飲食控制及瑜伽局部塑身運動，能有效燃燒體內多餘的脂肪，重新雕塑出窈窕身材，如果你對自己的身材不是很滿意，恭喜你找對方法，請加入瑜伽塑身的行列，本書可幫你達成目標。因為，瘦身減肥並不難！讓瑜伽幫您輕輕鬆鬆抖落一身肥肉，健健康康想瘦那裡，就瘦那裡。

　　不過，由於每個人體質不同，在練習時只要盡力而為，不必強求自己一定要做到像老師示範一樣的標準，只要做到自己的極限，意念集中在最急切要瘦身的地方，身體會聽到你的呼喚，用呼吸帶動，效果就會更加顯著。

Box
A Secret Book 你的體重標不標準

要減肥，必須先知道自己的體重標不標準，常用的算法包括：

*標準體重：

　　成年男性標準體重(公斤)＝【(身高－80)×0.7】±10%

　　成年女性標準體重(公斤)＝【(身高－70)×0.6】±10%

*WHR指數（腰臀圍比）：最小腰圍除以最大臀圍，男性超過1.0，女性超過0.8，即屬肥胖一族。

*BMI指數：體重除以身高（公尺）的平方，數值在18.5至24之間為正常，低於18.5就是過瘦，超過24即過重。

1 瑜伽──新休閒風潮

■■近幾年，全球各地掀起了一股「瑜伽熱」，在美國，每天都有電視播映瑜伽節目，許多明星更把練習瑜伽當成最重要的養生保健與美容妙方，「瑜伽」儼然成了熾手可熱的新休閒運動。

其實，瑜伽原本是印度修行者的一個法門；如今，它已經發展成一種簡單、易學、效果很好的健身運動；瑜伽也是一套科學的生活方式，瑜伽的各種體位法可讓人常保青春、增進健康；瑜伽的靜坐，也可沈澱現代人忙亂的思維與生活步調，使身心靈達到平衡的境界。

（1）瑜伽的緣起

瑜伽（**YOGA**）是數千年前起源於印度的一種科學，瑜伽修行者觀察大自然的萬物，了解動物生存的本能，例如許多動物懂得適應環境氣候的變化，在生病時如何為自己醫治，瑜伽修行者以動物的姿勢，配合人身體的特性，創造出許多伸展動作，所以許多瑜伽動作也以動物的習慣動作命名，如「貓」、「蛇」、「駱駝」……等等。

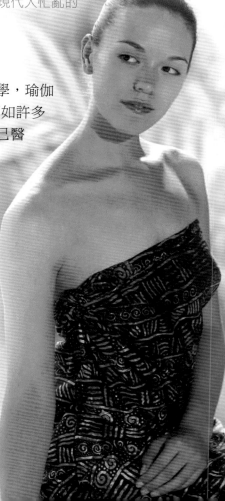

這些理論經過多年演進，發展出不同的瑜伽派別，目前較盛行的是強調練習體位法的「哈達瑜伽」，哈達瑜伽也是最基本的入門；所有的瑜伽動作都是在強調身、心的健康平衡，透過體位法可紓解緊繃的肌肉，調整內臟機能，強化關節及脊椎的彈性，讓身體保持在最佳狀態，再配合靜坐放

鬆緊張的情緒，使身心靈處於和諧的最高境界。

　　瑜伽瘦身運動不會汗流浹背，只要每個動作配合呼吸，即可訓練肌肉的柔軟度和肢體的靈活度，可消耗相當多熱量，讓身體各部位達到協調與平衡。達到美化身體線條的重責大任，最特別的是，瑜伽不受場地時間的限制，可依個人需求因時因地想動就動。尤其瑜伽強調讓身體保持在良好、自然狀況下的緩和運動，藉由腹式呼吸使精神集中，讓身心平衡，練習完不會感到疲倦，還能發揮雕塑曲線的功效；瑜珈可練習吐納調息、用意行氣、加強臟腑氣血調和，並增進肢體剛柔平衡，可說是防止老化、恢復青春的利器。

（2）維持荷爾蒙正常分泌

　　瑜伽每個動作姿勢，對人體影響是多方面的，例如可使腺體分泌趨於平衡，可放鬆肌肉、神經，促進血液循環，伸展肌肉韌帶和僵硬的肌腱，按摩身體內部器官，使關節靈活有韌性，同時可使心情安定，注意力集中，消除緊張壓力、焦慮、失眠等文明病，使身心健康又快樂。

　　我們身體的活動受內分泌支配，腺體分泌出的荷爾蒙由血液運送到每個器官，控制身體的消化作用、熱能、水份、性功能等許多活動，例如位於頸部的甲狀腺和副甲狀腺，控制身體的新陳代謝，負責調節身體所產生的熱量和能量，甲狀腺分泌過量，醫學上稱為甲狀腺亢進，容易使人急躁、易怒、神經質，如果甲狀腺分泌不足，醫學上稱為甲狀腺低下，人會覺得疲倦、昏昏欲睡，行動緩慢，身體發胖。

　　瑜伽許多伸展、扭轉或彎曲的動作，通常會停留相當時間，在這段時間給腺體施加壓力，並配合深度的休息和放鬆，可強化腺體，促使荷爾蒙分泌正常；瑜伽一些大幅伸展頸部的動作，可以刺激甲狀腺正常分泌，體內新陳代謝順暢，不但可以達到減重的目的，還能發揮健身與安定情緒的作用。

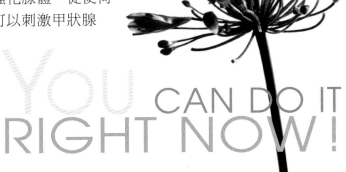

YOU CAN DO IT
RIGHT NOW!

2 學會呼吸輕鬆瘦——瑜伽與呼吸法

(1) 正確呼吸有助燃燒脂肪

瑜伽非常強調正確的呼吸法，經常做規律的深呼吸，可以讓體內充滿活力。因為人類熱量需求構成分為兩個部份，一個是基礎代謝率，一個是活動需求。所謂基礎代謝率就是一個人用來維持最基本的生理活動，如呼吸、血液循環、細胞的新陳代謝、腺體活動及維持體溫所產生的熱量。提高基礎代謝率或多活動增加熱量消耗，都可以達到瘦身目的。

平常人體熱量代謝會先燃燒醣類，等到體內貯存的醣類用光之後，才開始燃燒蛋白質和脂肪。

由於分解體內脂肪需要大量的氧氣，瑜伽每一個動作都須配合腹式呼吸，讓身體獲得充足的氧氣，隨著每一次的呼吸，加速體脂肪的燃燒，並促進血液循環及身體的新陳代謝，排除身體的廢物毒素，這些動作雖然和緩，卻可消耗大量的熱量，對於瘦身及局部雕塑都非常有效。

YOGA MADE EASY.

(2) 腹式呼吸安定心神

通常呼吸可分為二種，即「胸式呼吸」和「腹式呼吸」。胸式呼吸又稱為肋骨呼吸，是一種淺呼吸，這種呼吸容易使人興奮，甚至神經緊張，一般人在情緒緊張時，容易呼吸急促，胸口不停起伏，就是這種情況；腹式呼吸又稱為橫隔膜呼吸，是一種深呼吸，能提高放鬆能力，使脈搏、血壓穩定下來。

大部分人呼吸得很淺，只能使肺的中部和上部充氣，肺的底端卻完全沒有運動，因此瑜伽特別強調用鼻子緩慢而深長吸吐的腹式呼吸；做腹式呼吸時，腹部胸腔擴張，腹部膨起，會讓位於肺部下方的橫隔膜下降，使肺的底部大量充氣，吐氣時肚子往內縮，使橫隔膜上升，壓縮肺部，擠出裡面的空氣，這種使用橫隔膜的呼吸法可清潔肺部，排除體內毒素，讓人活力充沛，生氣勃勃。

A.腹式呼吸法:

　　以舒適姿勢站立或坐著,自然挺胸,放鬆肩膀,把自己的身體當成氣球,用鼻子深吸一口氣使腹部膨脹,氣吸到最飽滿時稍稍止息,把氣推到下腹部丹田,再緩慢的用鼻子吐氣,胸部的氣先吐掉,再慢慢使腹部凹下去,氣吐盡時止息,如此反覆練習。

　　腹式呼吸也可活絡腹部經絡,使內臟功能活化,防止衰老並強化神經系統。這種呼吸法藉著氧氣和二氧化碳大量交換,加速血液循環,配合瑜伽體位法一鬆一緊的伸展,使肌肉、椎間板變得柔軟,對健康與美容有意想不到的效果。

　　如果你覺得緊張有壓力時,趕快定下心做五次腹式呼吸,馬上有安定心神,排解壓力,放鬆身心的功效。

B.風箱式呼吸法:

　　是運用快速的收縮腹部肌肉,設法把空氣從肺部擠出去,練習時,採金剛坐或盤坐,用鼻子吸氣,並快速收縮腹部吐納,或配合嘴巴數1~10,反覆3次,喊口令時腹部同時往內收縮,這種風箱式呼吸可鍛鍊腹部,讓丹田有力,並把體內的毒素排出,具強力的清潔效果,可使臉部容光煥發。

　　結合胸式與腹式的呼吸,瑜伽稱為「完全呼吸法」,目標在於吐盡肺部廢氣,並吸進新鮮空氣,增加有效氧氣量。做法是緩緩的以鼻子吸氣,氣先吸到腹部,讓腹部膨脹,使空氣流進肺部底端,再輕微收縮腹部,氣繼續向上吸到胸部肋骨,擴胸使空氣進入肺部頂端,聳起肩膀,稍稍止息,吐氣時放鬆肩膀與胸部,運用腹肌緩慢的縮扁腹部,呼氣完成後,反覆練習。

JUST DO IT

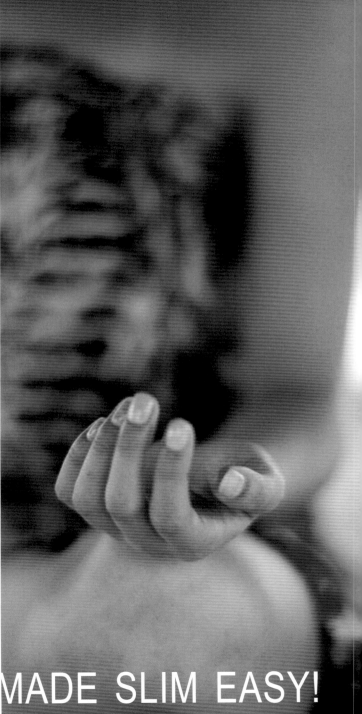

C.完全呼吸法：

　　練習瑜伽非常強調每個動作應配合呼吸，而且千萬不能用口呼吸，要用鼻子呼吸，因為鼻腔有細小的鼻毛可過濾空氣中的灰塵，鼻腔粘膜可調節吸入體內的空氣溫度；在練習體位法時若覺得吃力，也可以鼻子吸氣嘴巴吐氣的方式練習；呼吸的節奏要保持規則而穩定。

小叮嚀：

a.通常吸氣時身體肌肉會收縮，吐氣時肌肉會放鬆，吸與吐之間須止息，一般來說，吐氣的時間要比吸氣長。

b.當身體向前彎時，應慢慢吐氣，身體向後彎時，應緩慢吸氣，讓胸腔擴張，以吸入新鮮空氣，不過，初學者往往不容易配合動作控制，因此只要盡量自然呼吸、不憋氣，久而久之就能收放自如。

YOGA MADE SLIM EASY!

瑜伽與靜坐

■■瑜伽強調使人身心健康，因此在練習瑜伽前後，最好能挪出5~10分鐘靜坐一下，把心定下來，使精神集中，思路清明。

　　靜坐時可採金剛坐（上半身挺直，臀部坐在後腳跟上，肩膀放鬆，雙手交疊自然放在小腹丹田），或蓮花坐（腿雙盤或單盤，或讓雙腿自然交叉，上半身挺直，雙手做智慧印放在兩膝），靜坐時應採輕鬆的坐姿，緩緩呼吸，讓全身輕鬆自在。

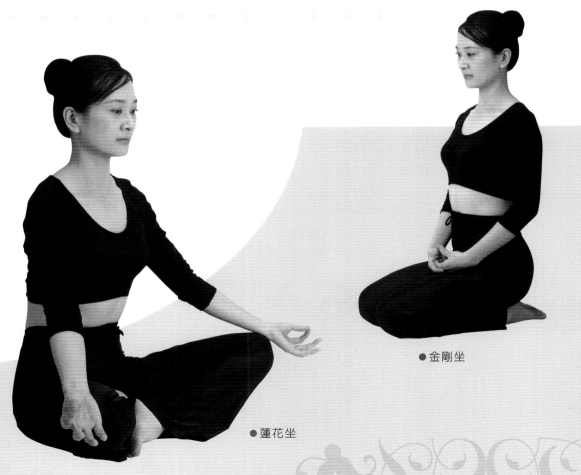

● 金剛坐

● 蓮花坐

4 暖身運動不可少

■■暖身運動可幫助舒展四肢，鬆弛身體，在練習瑜伽之前，有充分的暖身，可使身體更加柔軟，並減少運動傷害。練習時以金剛坐、盤腿或舒適坐姿，或站立都可。

（1）全身伸展（木棒式）：

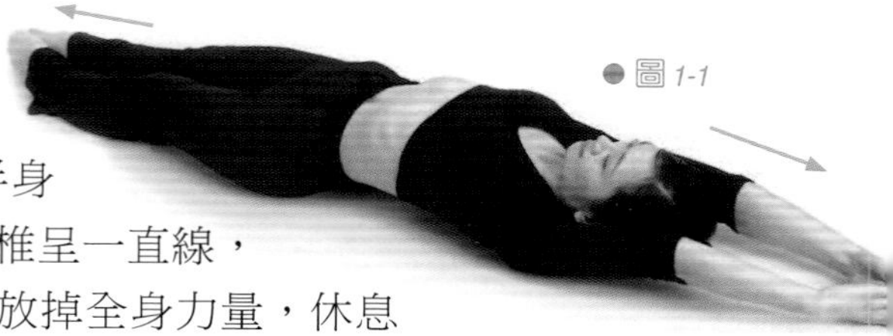

平躺，雙腳併攏，雙手合掌伸直放在頭頂上方，手臂貼耳朵，吸氣，上半身盡量向上伸展，雙腳同時向下延伸，讓脊椎呈一直線，身體伸展到極限時從十倒數到一，吐氣，放掉全身力量，休息一下，反覆練習三次。（如圖1-1）

● 圖 1-1

⟳ 這個動作很適合每天起床時練習，伸伸懶腰喚醒全身細胞；白天也可以就地站著做。

（2）肩膀運動：

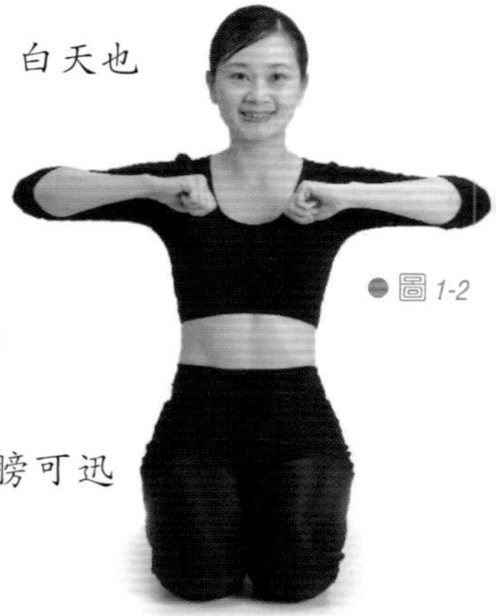

金剛坐預備，以肩膀為中心，手肘彎曲，向前轉動肩膀十拍，再向後轉十拍；接著手肘彎曲，手臂與肩同高，擴胸，手肘往後拉廿下；雙手放鬆交替拍打肩膀。（如圖1-2）

● 圖 1-2

⟳ 這個動作可以柔軟肩膀關節，增加肺活量，疲累時拍拍肩膀可迅速消除疲勞。

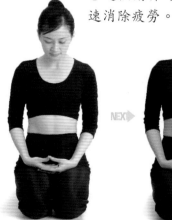
● 圖 1-3

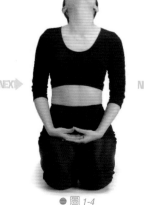
● 圖 1-4

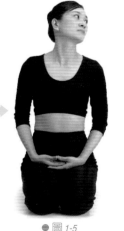
● 圖 1-5

（3）頸部運動：

金剛坐預備，頭自然向前垂（如圖1-3），再輕輕往後仰，前點後仰數十拍（如圖1-4）；接著頭向左右轉動，數十拍；然後頸部左右側彎，各數十拍；最後頸部轉圓圈，數十拍之後，反向再轉一次。（如圖1-5）

C 這個動作可柔軟僵硬的頸項，經常練習可去除頸部贅肉，美化肩頸線條；不過，做頸部繞圈時動作要慢，以免頭暈。

（4）手部運動：

雙手展開（如圖1-6），手腕向前轉十圈，再向後轉十圈（如圖1-7）；接著頭向前俯，下巴貼近胸部，手臂伸直掌心向前轉，吐氣停留十秒（如圖1-8）；身體回正，挺胸頭向後仰，手臂伸直掌心向後轉，吐氣停留十秒（如圖1-9），反覆練習三次。

這個動作可轉動整個臂膀，經常練習可美化手臂線條。

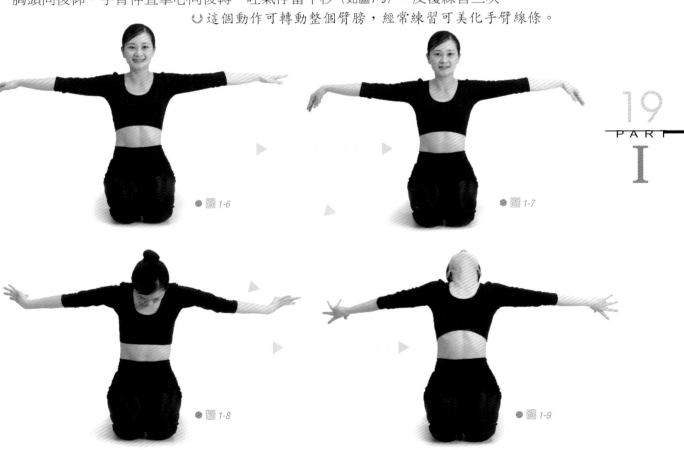

● 圖 1-6

● 圖 1-7

● 圖 1-8

● 圖 1-9

19
PART
I

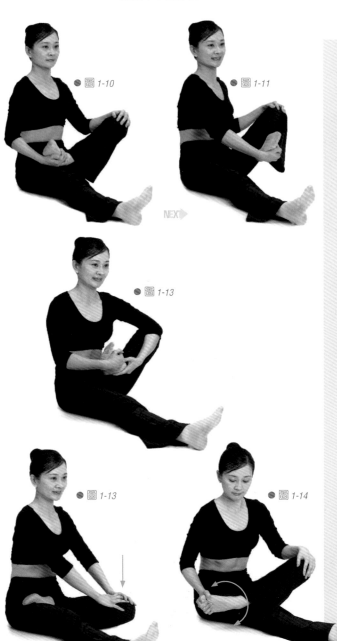

● 圖 1-10
● 圖 1-11
NEX▶
● 圖 1-13
● 圖 1-13
● 圖 1-14

（5）腳部運動：

坐在地板，右腳伸直，左腳彎曲，左手抱住左膝蓋，右手握住左腳掌，讓左腿左右搖動十下（如圖1-10 · 1-11）；接著兩手抱住左腳踝，將左腳慢慢抬高，盡量拉近身體，自然吸吐，停留五秒（如圖1-12）；左腳還原，再換右腳練習。

☾ 這個動作可柔軟髖關節和膝關節，強化骨盤。

（6）單腳壓腿：

坐在地板，右腳伸直，左腳彎曲盤放在右腿上，腳跟盡量靠近會陰部，雙手扶左膝蓋，把膝蓋往地板壓，數廿拍（如圖1-13），再換腳練習；初學者腳若無法單盤，可先把腳放在地板，讓腳跟盡量靠近會陰部即可。

☾ 這個動作可柔軟腿部及膝關節，常常練習，就能輕而易舉的盤腿。

（7）腳踝運動：

坐在地板，右腳伸直，左腳彎曲跨過右腿，雙手按壓腳趾腳掌，右手五個指頭穿過左腳趾，將腳踝前後搖動十下（如圖1-14），接著向前向後轉圈各十次，再換腳練習。

☾ 這個動作可強化腳踝的靈活度，常常練習就不容易扭到腳。

(8) 轉膝運動：

　　直立站好，雙手扶著膝蓋，原地向右繞圈旋轉十次，再向左旋轉十次，再彎曲膝蓋前後動一動，站直，左右腳跟各踢十下。（如圖 1-15~1-17）

　　這個動作可鍛鍊膝關節，經常練習可預防膝關節退化。

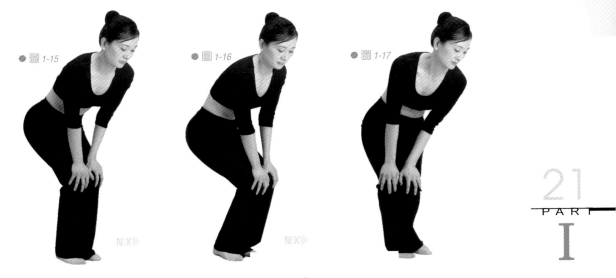

● 圖 1-15　　　　　● 圖 1-16　　　　　● 圖 1-17

21

PART

I

(9) 直臂側彎：

　　金剛坐預備，雙手向上伸直，手指交叉反掌向上推，吸氣（如圖 1-18），臀部向左邊側坐，身體慢慢向右側彎曲，視線看向天花板，吐氣，停留十秒（如圖 1-19），身體還原，換邊練習，左右反覆練習三次。

　　這個動作可徹底伸展體側肌肉及腋下腺體，強化脊椎，並消除疲勞。

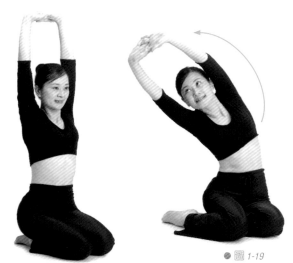

● 圖 1-19

● 圖 1-18

(10) 回轉肩膀：

　　金剛坐預備，雙手在後，手指交握，掌心貼緊（如圖1-20），吸氣，擴胸，頭往後仰（如圖1-21），吐氣，身體慢慢向前彎，讓額頭碰到地板，雙手握緊，手肘伸直推高，停留一下（如圖1-22），臀部提高，頭心頂地，手肘再向前推到極限，停留十秒（如圖1-23）；身體還原，反覆練習三次。

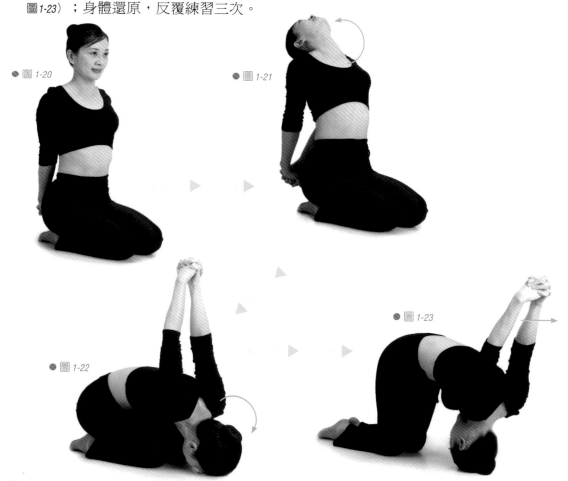

　　● 圖 1-20　● 圖 1-21　● 圖 1-22　● 圖 1-23

🎧這個動作可伸展肩胛，按摩頭心百會穴，可促進腦部血流。

(11) 大休息：

　　平躺，閉上眼睛，雙腳張開約與肩膀同寬，雙手放在身體兩側約45度，掌心向上，採腹式呼吸，讓全身休息（如圖1-24）。

　　瑜伽的大休息又稱為「攤屍式」，即身體像一具屍體般，完全不用力，放鬆的躺著。在練習瑜伽時，每個體位法之間都可以採用大休息調息一下，但休息時間不宜過長，約一、二分鐘即可，起身時要搖搖頭、動一動手腳，拍拍腰背，再繼續下一個動作。

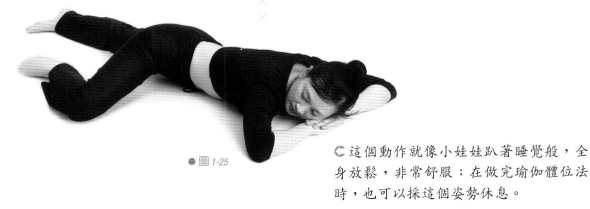

● 圖 1-24

(12) 娃娃休息：

　　俯臥，雙手交疊，臉轉向左邊，頭枕雙手，右腳伸直，左腳彎曲，全身放鬆，自然吸吐，休息半分鐘；換邊趴著休息（如圖1-25）。

● 圖 1-25

↺ 這個動作就像小娃娃趴著睡覺般，全身放鬆，非常舒服；在做完瑜伽體位法時，也可以採這個姿勢休息。

5 瑜伽運動小撇步：

■■很多人看到一些瑜伽大師示範的各種奇特的動作，都以為瑜伽很難，或覺得自己筋骨太硬了，一定做不來；其實，瑜伽可以很生活化，學習瑜伽也沒有年齡限制，不分男女老少人人可學，筋骨越僵硬的人練習，越快能見到成效。但在進入瑜伽殿堂前，須把握幾個原則：

（1）不勉強：

瑜伽不強求所謂的標準動作，很多動作不是一天就可以學會，但可以慢慢努力，朝目標邁進，每個動作只要做到自己的極限，就有效果，練習時如果感到疼痛千萬不可勉力而為。

（2）動作要緩慢：

在做每個姿勢時越慢越好，讓身體感受到肌肉的緊張與放鬆，而且千萬不可以用反彈力量做伸展，以免受傷。

（3）注意呼吸：

做任何動作都要配合腹式呼吸，腹式呼吸是用鼻子慢慢吸吐，吸氣時腹部膨脹起來，吐氣時腹部自然向內縮，全身放鬆，吸吐之間須沈穩而緩慢，通常吐氣時間比吸氣時間長，也可以鼻子吸氣，嘴巴吐氣，但避免用嘴巴呼吸，而且不可憋氣。

（4）集中意識：

瑜伽和一般運動不同，每個動作須把意識集中在要伸展的身體部位，有點類似氣功所說的「以意導氣」，將意念集中在受伸展部位，可發揮肢體剛柔平衡最大功效。

（5）以大休息作為結束：

做完所有的動作，都必須以大休息來放鬆調息，如果有憋氣或覺得氣不順，更需要以大休息好好調節呼吸，直到順暢為止。

（6）持續的練習：

要達到健身瘦身的效果，最好能早晚各練習一次，如果真的抽不出時間，每天利用空檔10~20分鐘動一動，持之以恆，一樣有效。

日常練習貼心小叮嚀：

(1) 暖身：

要有充分的暖身，不可勉強去做高難度動作，緩和漸進的學習，才不會造成傷害，高難度動作，最好要由經驗豐富的老師指導。

(2) 時間：

不要在餐後練習，練習瑜伽主要是在促進全身的血液循環，若胃裡有食物，血液會集中到胃部，影響練習效果，因此最好盡量空腹或至少飯後一小時再練習。

(3) 地點：

練習瑜伽不要在太軟的床上或太硬或冷冰冰的地板上；準備一條大毛巾舖在地毯上，或在塑膠軟墊上進行都很合適；室內應保持溫度適中，通風良好。

(4) 穿著：

衣著上應穿著寬鬆舒適、適合運動的服裝，讓身體能接觸空氣自然呼吸。

(5) 練習結束：

在完成全部的瑜伽動作後，須做一下簡單的全身按摩，例如按摩一下兩額、眉毛、眼睛、耳朵，拍拍下巴、手臂、腰部、腿部，再平躺下來做三分鐘的大休息，這些動作可以消除身體一切的疲勞，減少練習時因肌肉緊繃造成的傷害。做完瑜伽後，通常會全身出汗，此時毛細孔完全張開，因此半小時內避免用冷水洗澡，而且不要剛練完瑜伽就大吃大喝。

(6) 什麼情況下不適合做瑜伽：

如果身體有病痛，應先就醫治療，有高血壓、心臟病的人，應避免做倒立的動作；女性在生理期如果不舒服，不可勉強練習，但可做些緩和的動作如大休息或大拜式來紓解經期的不適；懷孕時及生產完一個月內，不可做瑜伽，但產前多練習腹式深呼吸及大休息，則有助於減輕生產的陣痛及緊張。

14 天擺脫西洋梨
—— 瑜伽下半身塑體

YOGA MADE EASY.

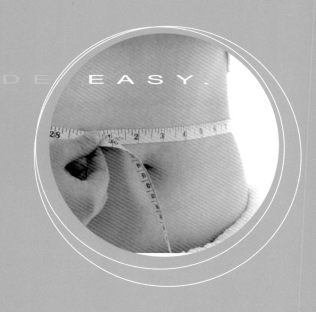

PART
II 消失的西洋梨

BEAUTY LIFE

雖然表面上靜止不動，但是卻可消耗相當多熱量，達到美化身體線條的重責大任，最特別的是，瑜伽不受場地時間的限制，可依個人需求因時因地想動就動。如果你對自己的身材不太滿意，從現在開始加入瑜伽瘦身的行列，擺脫西洋梨身材。

瑜伽瘦身最重要的是必須掌握呼吸技巧，把瑜伽當成刷牙、洗臉、吃飯一樣每天必做的習慣，天天動一動，不過，運動所產生的體型變化並不是立即的，要經過一段時間才可以感覺到，所以千萬不可以心急。

建議你針對想瘦身的部位，參考本書每日瘦身處方，每天花30分鐘按表操課動一動，配合腹式呼吸法，搭配節制飲食，輕輕鬆鬆就可以消除身上贅肉，現在就開始試試看，好好加油，每一天你都可以察覺到身體曲線的變化，七天就可看到初步成果。

1 告別水桶腰

■■隨著年齡增長，腰圍似乎也跟著「一『年』大一寸」，當纖纖柳腰變成水桶腰，走樣的身材，真叫人煩惱；其實，只要每天掌握時間練習瘦身瑜伽，隨時扭動身軀，七天就可以看到身體的改變，繼續加油，相信你很快就能告別水桶腰。

（1）每日瘦身處方：

這個單元所設計的動作，包括躺著、坐著及站立的動作，你可以依自己的時間、場所選擇運用。

千萬記得，練習瑜伽瘦腰運動時一定要「停留」，動作越慢越好，停留時盡量吸氣吐氣，吸氣時讓肚子膨脹到最大，吐氣時讓腹部凹陷，停多久就做多久的腹式呼吸，在一吸一吐間，腰際脂肪贅肉無形中就跟著呼吸燃燒消耗掉了。

A.起床後：

先花個十分鐘做做平躺「扭腰」，一邊暖身，一邊喚醒身體每個細胞，精力充沛迎接新的一天。

B.上下班途中：

利用搭公車或捷運通勤途中，把握時間坐著練習「椅上扭腰」，如果是站著，也可以單手抓著拉環原地練習後視式側身扭轉，通車時間有多久，就練習多久。

C.上班時：

進辦公室之後，在自己的座位上練習「椅上扭腰」，一邊上班一邊坐著扭轉，為單調的工作增添一點樂趣。

D.午休時：

　　吃完午餐，利用中午休息空檔站起來做做「扶椅拉側腰」，既可瘦腰又能消除工作壓力和緊張疲勞。

E.晚上休閒時光：

　　回家別只是坐著看電視，今天不妨換個姿勢，一邊看電視，一邊就地練習後視式側身扭轉。

F.睡前：

　　躺在床上，曲膝動動雙腿扭扭腰，等扭到有些累了，再平躺休息。

　　相信經過一系列瑜伽動作的洗禮，晚上睡起覺來會特別香甜，讓你一覺好夢到天明。

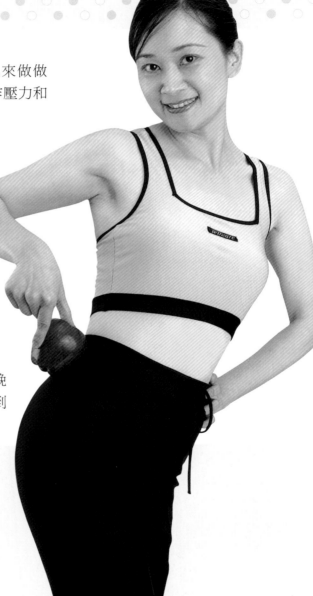

（2）輕鬆瘦——起床睡前扭扭腰

　　現代人天天大吃大喝，飲食缺乏節制，吃進的熱量容易囤積在身上，腰腹等地方則是發胖最明顯的部位，如果想維持腰肢纖細，只要利用起床或睡前練習瑜伽的「扭腰」動作，徹底伸展腰部，不但可使腰圍變小，身體也會越來越柔軟。

A.步驟：

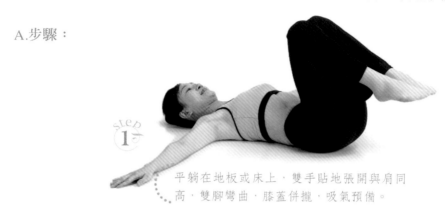

Step 1
平躺在地板或床上，雙手貼地張開與肩同高，雙腳彎曲，膝蓋併攏，吸氣預備。

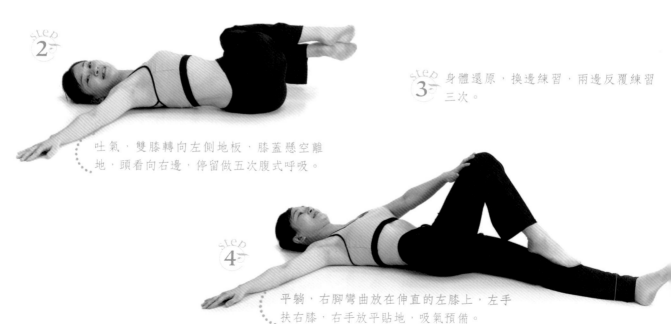

Step 2
吐氣，雙膝轉向左側地板，膝蓋懸空離地，頭看向右邊，停留做五次腹式呼吸。

Step 3
身體還原，換邊練習，兩邊反覆練習三次。

Step 4
平躺，右腳彎曲放在伸直的左膝上，左手扶右膝，右手放平貼地，吸氣預備。

B.要訣：

　　a.用手掌抓緊地面，肩膀盡量不離地，讓上半身與下半身朝相反方向扭轉。

　　b.配合呼吸，意念集中在腰腹部，感受腰際痠痠緊緊的感覺，想像腰側的贅
　　　肉都不見了。

C.小叮嚀：

　　a.初學者若覺得雙膝懸空很吃力，可以讓膝蓋碰地，只要扭轉停留時徹底做腹
　　　式呼吸，同樣也有瘦腰的效果。

　　b.單腳彎曲如果不容易碰地，可把彎曲的那一腳向下挪一點，擺在小腿上，
　　　扭腰時膝蓋就容易碰地。

D.功效：

　　a.扭腰是練習瑜伽相當重要的暖身動作之一，這個動作把身體像扭毛巾般，讓
　　　下半身和上半身朝不同的方向扭轉，如同要把腰部的肥油擠出來一樣，瘦
　　　腰效果非常顯著，還可柔軟腰部、強化腰力。

　　b.透過扭轉身體的動作，可矯正背椎、改善腰痠背痛。

　　c.曲膝離地停留的動作，可收縮小腹、強化腹肌。

PART
II

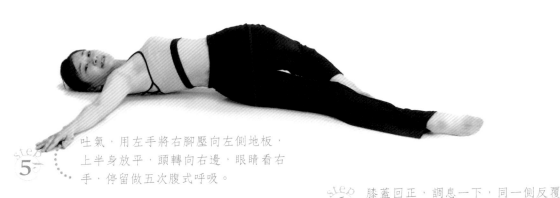

step
5　吐氣，用左手將右腳壓向左側地板，
　上半身放平，頭轉向右邊，眼睛看右
　手，停留做五次腹式呼吸。

step
6　膝蓋回正，調息一下，同一側反覆
　練習三次；休息一下再換邊練習。

變 化 一 下

〉〉 ▌坐姿扭轉

你也可以坐著扭扭腰，雙腳伸直，上半身略向後傾，手掌在身後貼地，單腳彎曲跨在另一腳膝蓋外側，將膝蓋壓向地板，頭和身體朝反方向轉，雙腳交替做，停留時做腹式呼吸。利用起床和睡前輕輕鬆鬆的伸展，不須費什麼力氣，就能達到瘦腰的目的。

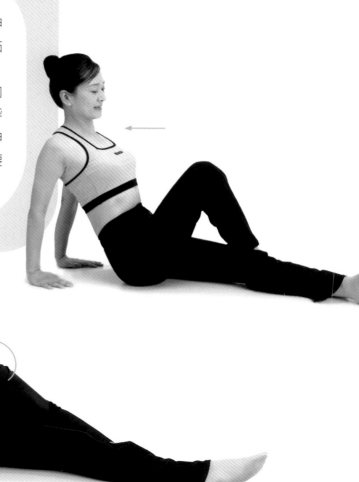

（3）強化內臟──坐姿側身扭轉後視式

　　飲食過量或運動不足，側腰部很容易囤積脂肪、贅肉，每天練習一下瑜伽的「後視式」側身扭轉，隨時練習轉轉腰，很快的你會發現腰肢變細了。

A.步驟：

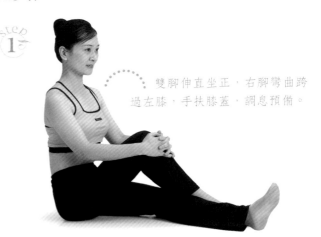

step 1　雙腳伸直坐正，右腳彎曲跨過左膝，手扶膝蓋，調息預備。

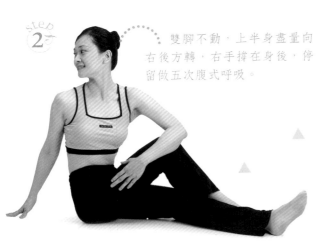

step 2　雙腳不動，上半身盡量向右後方轉，右手撐在身後，停留做五次腹式呼吸。

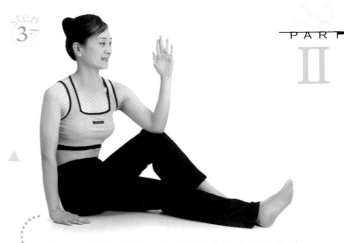

step 3　上半身還原，吸氣，左手肘彎曲按在右膝外側，手伸直握住右腳掌，將上半身轉向右後方，右手放在身後地板，眼睛注視後方，停留做五次腹式呼吸。

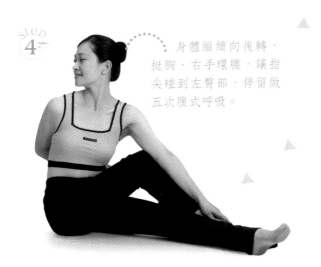

step 4　身體繼續向後轉，挺胸，右手環腰，讓指尖碰到左臀部，停留做五次腹式呼吸。

step 5　上半身還原，調息一下，換邊練習：兩邊反覆練習三次。

33

PART

II

B.要訣：

    a.手伸直按膝蓋抓腳掌的動作，如果握不到腳掌，也可以抓腳踝。

    b.身體比較僵硬者，轉到自己的極限即可，別太勉強以免拉傷肌肉。

    c.配合呼吸將身體轉向後方，挺胸盡量扭轉腰部，意念集中在後腰部，想著腰部越來越細了。

C.功效：

    a.身體徹底的扭轉，可消除腰側贅肉，達到纖細腰肢的目的。

    b.後腰附近是腎臟的位置，轉動腰身可促進後腰腎臟附近的血液循環，強化內臟功能。

    c.交替轉動上半身，充分伸展腰背，可將大量血液輸送到背椎，消除腰背疲勞、矯正背椎。

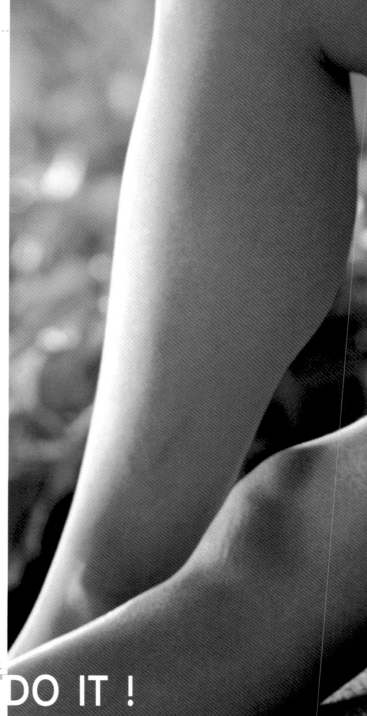

YAGO MADE EASY.

JUST DO IT !

變 化 一 下

〉〉 ▌椅上扭轉

坐在椅子上，右腳搭在左腳上，左手扶右膝，吸氣，吐氣時左手將右膝向左側推，上半身盡量向右邊轉，停留半分鐘，回到正面，換邊練習；這個動作是利用椅子的輔助，使腰背做充分的伸展，讓身體徹底的扭轉，可強化腰部力量，對消除腰部多餘贅肉非常有效。

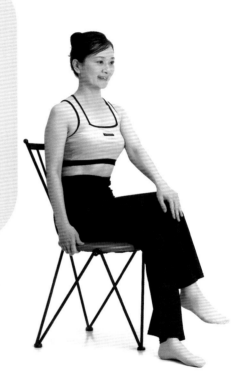

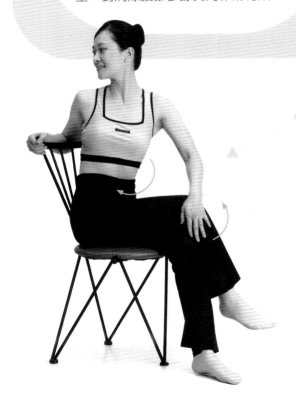

35
PART
II

Box
A Secret Book **懶人纖腰法**

椅上扭腰這個動作很適合在辦公室隨時動一動，既可達到瘦腰目的，也可消除工作壓力及身體的緊張疲勞。

（4）輕鬆擁有小蠻腰──扶椅側拉腰

隨著年齡增長，身體新陳代謝變慢，多餘的脂肪容易囤積在腰部，練習瑜伽的側拉腰，是讓腰部纖細的好方法，在家中或辦公室站起來就地動一動，即可輕鬆擁有小蠻腰。

A.步驟：

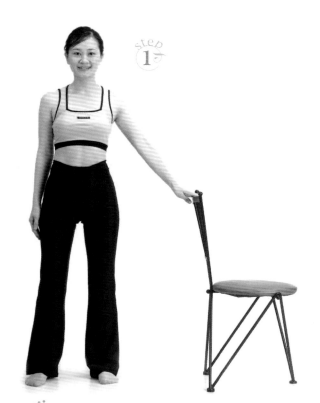

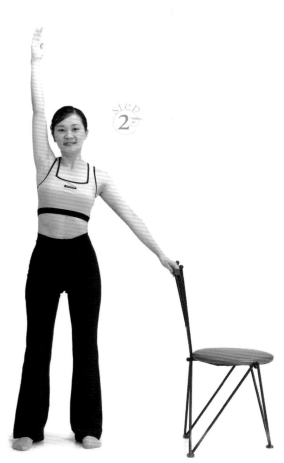

站立，以桌沿或椅子輔助，距椅背約一隻手臂寬，右手扶椅背，調息預備。

吸氣，左手向上伸直貼近耳朵，徹底延伸左側身體，停留一下。

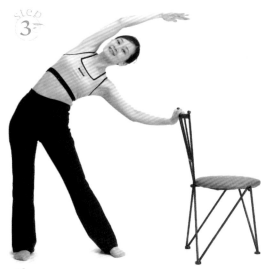

吐氣，身體側彎向椅背，讓左手盡量去碰到
扶在椅背上的右手，停留做五次腹式呼吸。

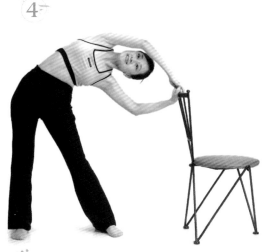

身體回正時吸氣，反覆練習三次，再
換邊練習。

B.要訣：

   a.側彎時身體不要向前傾，才能讓側腰獲得充份伸展。

   b.彎腰停留時去感受腰側肌肉拉緊的感覺，集中意念想著「腰部的贅肉不見，腰圍變
細了」。

C.小叮嚀：

   a.側彎的動作要慢，以免不慎拉傷肌肉。

   b.別強求身體一定要彎到兩手相碰，練習時只要側彎到自己的極限，一樣有效。

   c.練熟了，可以不必桌椅的輔助，就地側彎出漂亮的弧度。

D.功效：

   a.充分伸展體側，有效消除腰際贅肉。

   b.強化體側淋巴腺體，提振精神活力。

   c.鍛鍊腰部肌力，增加腰力與彈性，不會輕易閃到腰。

2 拒當小「腹」人

■■腹部是全身最容易囤積脂肪的地方，只要不小心多吃了一點，馬上可以在小腹看到「成果」，幸虧小腹肌肉最鬆軟，這個部位也是瘦身最容易看到成效的地方。練習瑜伽瘦身操，是縮小腹、強化腹肌最有效的方法，配合瑜伽的呼吸法，輕輕鬆鬆去除腹部脂肪贅肉，讓腹肌越來越緊實有力，小腹想要不瘦也難。

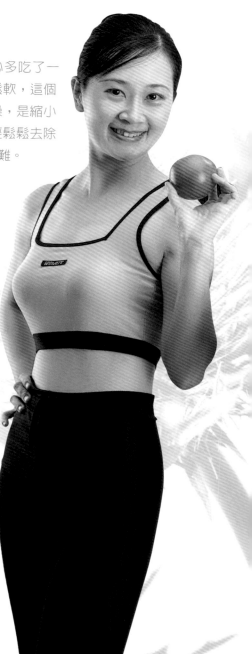

（1）每日瘦身處方：

　　這個單元針對中圍有點分量的人設計，除了利用瑜伽腹式呼吸法加速腹部的新陳代謝，燃燒多餘脂肪，另外也加上耐力訓練來強化腹肌，增強雕塑效果。

A.起床後：

　　通常小腹凸出的人，經常伴隨有便秘的困擾，建議你每天早晚都要做一做抱膝壓腹的動作，清晨睡醒先練習數回，再喝一大杯開水，輕鬆排便，消除小腹贅肉。

B.上下班途中：

　　利用搭車時間，坐著練習椅上抬腿，配合緩慢的腹式呼吸，腹部丹田使力，盡量延長抬腿時間，每天上下班來回練習。

C.上班時：

　　進辦公室之後，在自己的座位上練習「椅上抬腿」及「椅上伸腿」，一邊上班一邊做，甚至開會時也可以神不知鬼不覺的就地練習。

D.午休時：

　　利用空檔坐在椅子上，手扶在椅子外沿，雙腳抬高上下擺動，做腹肌的耐力訓練。

E.晚上休閒時光：

　　想要瘦小腹絕不能一吃完飯就坐下來看電視，吃完飯請站起來動一動！等肚子裡的食物稍稍消化，找個地方練習抬腳運動鍛鍊耐力，最好練到腹部肌肉有點痠，身體些微出汗，再洗澡消除一身的疲憊。

F.睡前：

　　躺在床上伸展雙腿，練習「鱷魚」左右擺腿及雙腳畫圈，累了再全身放鬆，進入夢鄉。

　　千萬記得，瘦小腹的瑜伽運動，訓練耐力的動作一定要配合呼吸，避免憋氣，以免因呼吸不順導致頭昏、胸悶，若是稍感不適，請立即平躺放鬆調息，將呼吸調順再繼續運動。

(2) 收縮腹肌──抱膝壓腹

　　營養過盛加上欠缺運動，小腹是容易累積脂肪的地方，瑜伽的「嬰兒式」是模仿胎兒在母親體內全身捲曲的姿勢，抱膝壓腹，徹底收縮腹肌，不但可消除腹部贅肉，還能促進腸子的蠕動，改善便秘，使身心獲得最大的鬆弛與平衡。

A.步驟：

Step 1
平躺，吸氣，雙腳併攏伸直慢慢抬高到與地面垂直，吐氣，調息預備。

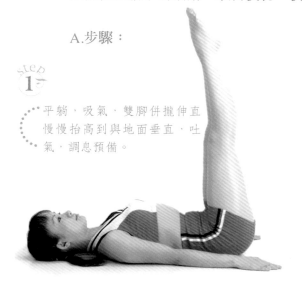

Step 2
彎曲膝蓋，手指交叉抱住小腿，讓大腿貼近腹部，吐氣，停留五秒。

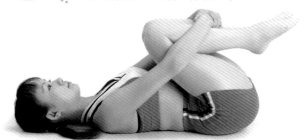

Step 3
吸氣，提起上半身，將大腿壓向腹部，讓臉部碰到膝蓋，意念集中在腹部，停留做五次腹式呼吸。

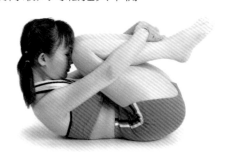

Step 4
身體放平，調息一下，吸氣，提起上半身，雙手交叉抓住腳底板，緊縮腹部，大腿貼緊身體，停留做五次腹式呼吸。

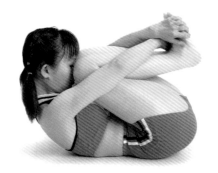

Step 5
雙手放開，身體還原，腳伸直抬高與身體呈九十度角，慢慢放回地板，調息一下，反覆練習三次。

B.要訣：

　　a.以腹部力量將腳伸直並抬高至90度，或舉到自己極限的最高點。

　　b.雙手用力抱緊雙腿時，雙腿應盡量貼近腹部，腿腹之間不要有空隙。

　　c.吐氣時盡量收縮腹部，把腹部空氣吐盡，意念集中在小腹丹田，想像小腹收縮收縮再收縮，把肚子的肥油擠出來。

C.功效：

　　a.雙腿緊壓腹部，可收緊腹肌，消除腹部多餘脂肪。

　　b.配合腹式呼吸對腹腔加壓，可促進大腸與直腸蠕動，排除身體的毒素與廢氣，改善便秘，強化消化機能；如果每天早晨起床練習後再配合喝一大杯開水，很容易就有便意，清清爽爽解決掉人生「大」事。

✳ ✳ ✳ ✳ ✳ ✳ ✳ ✳ ✳ ✳ ✳ ✳ ✳ ✳ ✳

變 化 一 下

> > ▌**抱頭抬膝**

　　雙手抱頭，膝蓋彎曲，上半身抬高，以腹部力量將膝蓋向彎曲的手肘靠攏，抱頭抬膝時，膝蓋不動，以腹部力量將雙腿挪近，去感受上腹肌肉痠痠緊緊的感覺，可鍛鍊腹肌，讓腹部緊實有力。

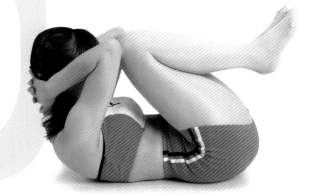

(3) 趕走小腹贅肉——椅上抬腿

　　很多人抱怨自己大腹便便，其實每天只要利用一點點時間，在辦公室上班、看電視或坐公車途中，都可以隨時隨地練習椅上抬腿，即使是開會中，只須將雙腳不時抬離地面，邊開會邊鍛鍊腹肌，臉不紅氣不喘，就可以達到縮腹瘦身的效果。

A.步驟：

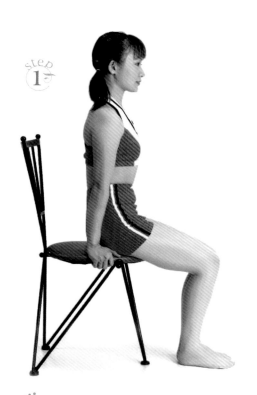

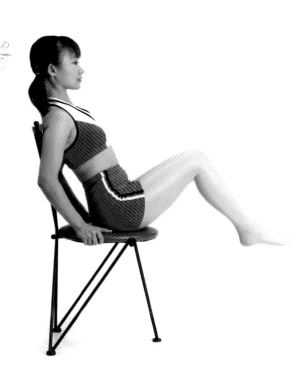

坐在椅子約1/2的地方，身體坐正，兩膝併攏，雙手自然放在椅側，調息預備。

吸氣，身體微微向後傾，雙腳一起抬離地面，自然呼吸，停留到腹部大腿有點痠時再放下，反覆練習多次。

B.要訣：

　　a.身體向後傾時，須維持腰背挺直，意念集中在腹部丹田。

　　b.剛開始練習，抬腿時間不要太久，以免太過吃力，等腹肌力量增強，再慢
　　　慢延長抬腿時間。

C.功效：

　　a.腹部用力，可消除腹部脂肪贅肉，強化腹肌。

　　b.鍛鍊腰腹部力量，改善腰痠背痛的問題。

　　c.雙腿懸空離地，也可消除腿部脂肪，美化大腿曲線。

❋　　❋　　❋　　❋　　❋　　❋　　❋　　❋　　❋　　❋　　❋　　❋　　❋　　❋

變 化 一 下

＞＞ ▌椅上伸腿

　　坐在椅子上，腰部靠著椅背，上
半身挺直，雙手自然放在兩旁，雙腳
併攏向前伸直，以腹部力量支撐，配
合腹式呼吸，能停留多久就停留多
久；坐在辦公室時，雙手甚至可照常
辦公，下半身隨時抬抬腿練腹肌。

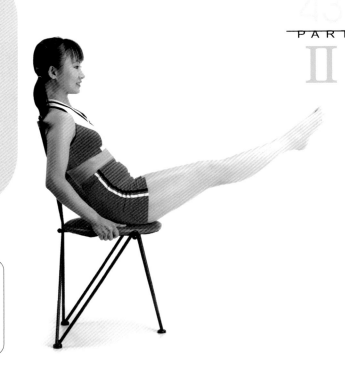

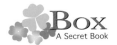

Box
A Secret Book

懶人縮腹法

　　椅上抬腿是最簡單又有效的縮腹運動，
隨時隨地都可以做，無論是上班、坐車、看
電視　　配合緩慢的腹式呼吸，延長抬腿時
間，腹部瘦身效果會更顯著。

43
PART
II

（4）結實腹肌——抬腳運動

　　運動員的小腹都是又平又有力，想要甩掉便便大腹，多練習抬腳運動鍛鍊腹肌，是非常好的耐力訓練，只要每天勤快練習，很快就能看出努力的成果。

A.步驟

B.要訣：

a.靠手肘支撐，上半身要盡量挺直，不可彎腰駝背，利用腹肌支撐，讓雙腳上下擺動。

b.腳抬高及放下時，動作越慢效果越好，停留時收縮小腹意念集中在腹部。

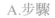

step1　雙腿伸直併攏坐正，身體向後傾，手肘彎曲著地，雙手放在臀部外側，調息預備。

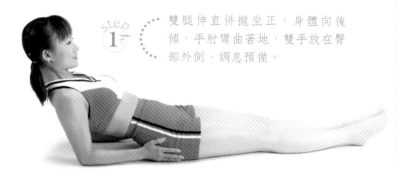

step2　吸氣，兩腳伸直離地約30度，吐氣，停留十秒。

吸氣，左腳抬高90度，右腳離地約五公分，吐氣，停留十秒。

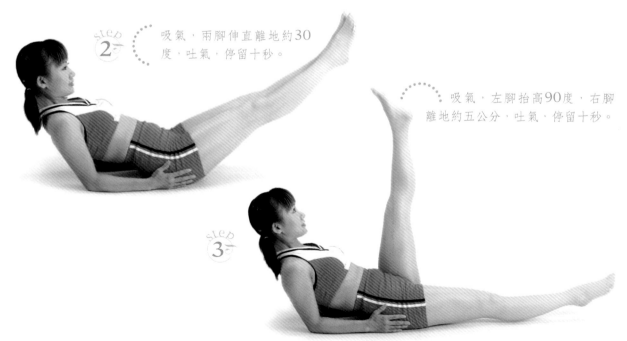

step3

C.小叮嚀：

　　雙腳上下擺動時，注意把呼吸調順，千萬不可憋氣，以免出現胸悶頭昏等不適症狀，如果覺得吃力，趕快平躺休息。

D.功效：

　　a.經常練習可消除腹部贅肉，強化腹肌及腰力。

　　b.可美化腿部線條，促進下半身血液循環。

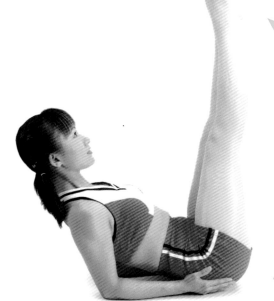

PART

II

step 4 換右腳抬高90度，左腳離地，停留十秒。接著，左右腳上下擺動，自然吸吐，直到疲累了，腳再放下。

step 5 吸氣，雙腳併攏上下垂直擺動，自然吸吐，直到腹部有點疲痛，無法再忍受時，腳再放下。

step 6 身體躺平，雙手拍拍腹部，讓又疲又累的腹部肌肉放鬆一下；每天反覆練習三次。

(5) 鍛鍊腹肌——雙腿側轉鱷魚式

　　腹部肥胖的人，多半缺乏運動，由於欠缺鍛鍊，腹肌比較沒有力量，瑜伽的鱷魚式如同模仿鱷魚大幅度向左右擺動尾巴，將雙腿側轉鍛鍊腹肌，是瘦小腹非常有效的瑜伽動作。

A.步驟：

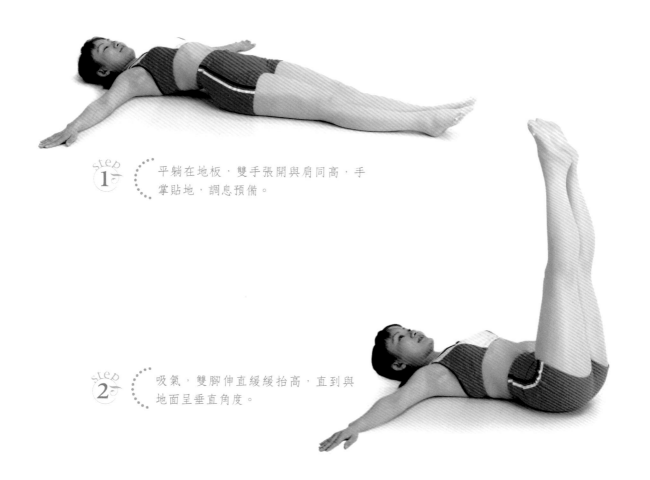

step 1　平躺在地板，雙手張開與肩同高，手掌貼地，調息預備。

step 2　吸氣，雙腳伸直緩緩抬高，直到與地面呈垂直角度。

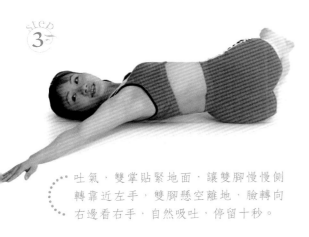

step
3

吐氣，雙掌貼緊地面，讓雙腳慢慢側
轉靠近左手，雙腳懸空離地，臉轉向
右邊看右手，自然吸吐，停留十秒。

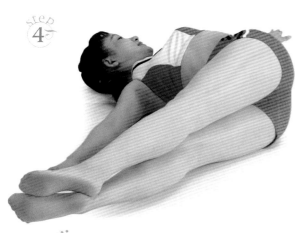

step
4

吸氣，雙腳回到垂直角度，轉向另一
側練習，左右反覆練習三次。

B.要訣：

a.雙腳側轉離地懸空時，以腹部力量
支撐，肩膀盡量不要離開地面。

b.側轉停留時，雙腳伸直，意念放在
腹部，以腹式呼吸，一心一意想
著，「我要讓腹部贅肉消失」。

C.小叮嚀：

a.雙腳若無法舉到九十度，只要抬高
到自己的極限即可。

b.雙腳側轉離地懸空停留時，如果覺
得太吃力，可讓雙腳伸直貼地，等
腹肌越來越強壯，再自我挑戰，讓
腳懸空離地時間慢慢拉長，停留時
間越久，效果越顯著。

D.功效：

a.這個動作主要是靠腹部的力量，支
撐雙腿，並扭轉腰腹，可柔軟腰
部，強化腹肌，消除腹部脂肪。

b.身體向兩側伸展，可強化腸胃機
能，矯正骨盤歪斜，預防坐骨神經
痛。

變 化 一 下

〉〉 ▋**雙腳畫圈**

　　這個動作可以變化成雙腳伸直畫大圓圈
的方式練習。手貼地，雙腳伸直抬高，身體
不動，雙腳以順時鐘方向，先轉到右邊地
板，沿地面繞到左邊再垂直舉高，反方向再
繞一圈。腳移動時都須懸空，體力許可下，
反覆練習多次，縮小腹的效果保證嚇嚇叫。

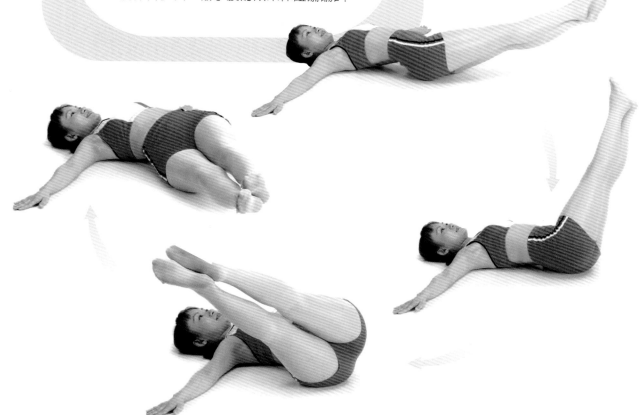

3 抬臀A計畫

■■東方女性臀部通常比較扁平，尤其是生過孩子的婦女，臀部整整胖了一圈，肌肉顯得鬆弛且下垂，穿什麼衣服都不好看，瑜伽的瘦身抬臀運動可改善臀部扁平下垂的問題，重新雕塑出美麗渾圓的臀型。

（1）每日瘦身處方：

這個單元所設計的動作，著重在改善臀部的鬆弛下垂，透過瑜伽瘦身動作的鍛鍊達到提臀塑臀的效果。

A.起床後：

先花個十分鐘做做抬臀「骨盆運動」。

B.上下班途中：

利用搭公車或捷運途中，隨時隨地保持挺胸、縮腹、夾臀的瑜伽基本姿勢，單手抓著拉環站立雙腳交替練習「後抬腿」，通車時間有多久，就練習多久。

C.上班時：

不妨利用午休的空檔，站起來做做「扶椅後抬腿」，既享瘦又能消除疲勞。

D.晚上休閒時光：

躺在地板上練習「初級輪式」抬臀運動十分鐘，練完再繼續練習「後抬腿」十分鐘。

E.睡前：

躺在床上做做抬臀「骨盆運動」，等做到有些累了，再平躺休息。

練習抬臀瑜伽動作，千萬不要求快求猛，動作越慢越好，抬臀到極限時停留做腹式呼吸，意念集中在後腰臀部，每天持續鍛鍊，臀部肌肉將越來越緊實有彈性，並呈現美麗的曲線。

(2)平躺抬臀——骨盆運動

　　有些人走路時喜歡將臀部往後翹高，希望自己的身材看起來前凸後翹，其實這樣的動作反而會增加腰部的負荷，造成腰痠背痛，想要塑造漂亮的臀型，應該鍛鍊臀部肌肉，瑜伽的骨盆操可收縮臀部肌肉，讓臀部自然呈現緊翹的優美線條。

A.步驟：

step 1 平躺，雙手向上伸直，膝蓋張開，腳底貼緊靠近會陰部，調息預備。

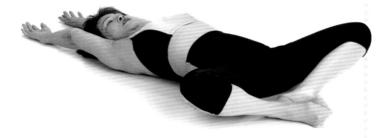

step 2 先吸一口氣，讓腹部膨脹，吐氣時夾緊肛門，腰部臀部離地，臀部向上推高到極限時自然吸吐，停留做五次腹式呼吸。

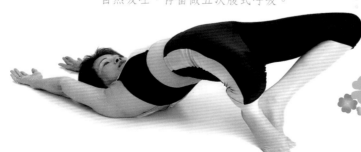

step 3 吸氣，腰部臀部放平，反覆練習十次。

B.要訣：

a.臀部抬高時，肩膀不要滑動，膝蓋盡量打開，腳跟靠近臀部，腳掌貼緊，即可讓臀部再向上推高一點。

b.臀部抬高停留時，去感受臀部肌肉痠痠緊緊的感覺，意念集中在後腰臀部，心中想著「我要讓臀部更緊實」。

C.功效：

a.這個動作有緊縮臀部肌肉及提肛的作用，可美化臀部腿部線條，避免臀部下垂。

b.可強化骨盤及脊椎的力量，女性經常練習可避免骨盆下垂、鬆弛，並預防下圍發胖。

Box A Secret Book **懶人美臀法**

　　骨盆操這個動作相當簡單，很適合早晨起床或睡前練習，只要記得「收臀縮肛」這個要領，在抬高臀部時，盡量做到臀部有點痠痠緊緊的感覺。

（3）拒絕地心引力——初級輪式

　　東方人的臀部通常比較扁平且下垂，尤其隨著年紀增長，受地心引力影響，肌肉鬆垮垮的，練習瑜伽的「初級輪式」，弓高腰腹，提臀抬腿，臀部肌肉會越來越結實緊俏。

A.步驟：

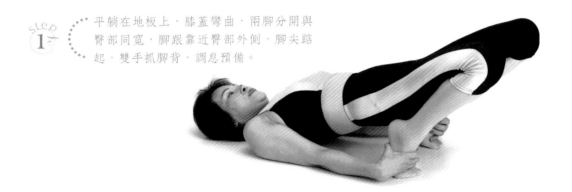

step 1　平躺在地板上，膝蓋彎曲，兩腳分開與臀部同寬，腳跟靠近臀部外側，腳尖踮起，雙手抓腳背，調息預備。

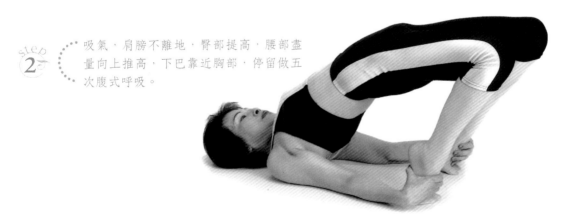

step 2　吸氣，肩膀不離地，臀部提高，腰部盡量向上推高，下巴靠近胸部，停留做五次腹式呼吸。

step 3　背、腰、臀依序慢慢放回地板，回復 step 1 的姿勢，調息一下，反覆練習三次。

B.要訣：

    a.肩膀向下移，腳跟盡量靠近臀部，方便手抓緊腳踝，推高腰部臀部。

    b.提臀抬腰時，須緊縮肛門，肩膀固定不要滑動，盡量將腰臀推高到極限，意念放在後腰臀部，想像臀部肌肉緊縮上提。

C.小叮嚀：

    a.身體推高到極限時，要配合呼吸停留，去感受後腰、大腿前側痠痠緊緊的感覺。

    b.若覺得腳踮尖起來不好做，也可以腳掌貼地再推高。

D.功效：

    a.腰臀往上推高的動作，可強化腰力，結實臀部，美化大腿。

    b.抬臀時縮肛縮陰，能改善子宮下垂及尿失禁的問題。

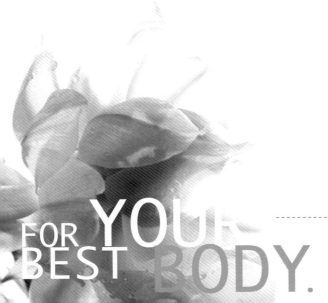

變 化 一 下

>> ■ 輪式提臀塑身

瑜伽輪式是用手腳在地板支撐，讓身體弓高形成一個弧形，但對初學者，這種動作難度稍高，因此剛開始先練習初級輪式，將腰臀往上提高的動作，強化腰力。經常練習這個動作，臀部肌肉會越來越結實緊俏，抬臀縮肛縮陰，也能有效改善子宮下垂或尿失禁的問題。

step 1 將手放肩膀兩旁，指尖向肩膀，頭頂地。

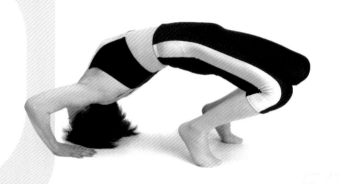

53

PART

II

step 3 如果體力許可，不妨踮起腳尖，讓身體再向上推高。

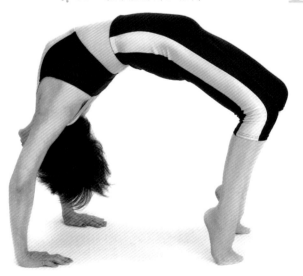

step 2 手腳一起用力將身體推高做完整的輪式。

(4) 修飾臀部線條——後抬腿

臀部肥胖，就免不了受地心引力影響出現下垂的現象，在辦公室久坐的人臀部特別容易顯得扁扁塌塌的，如果想要擁有優美的臀部曲線，須經常練習「後抬腿」動作，鍛鍊臀部肌肉，讓臀部堅實具有彈性。

A.步驟：

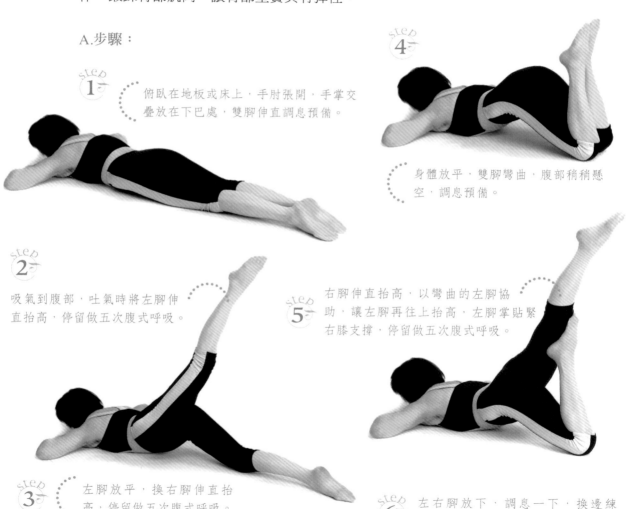

step 1
俯臥在地板或床上，手肘張開，手掌交疊放在下巴處，雙腳伸直調息預備。

step 2
吸氣到腹部，吐氣時將左腳伸直抬高，停留做五次腹式呼吸。

step 3
左腳放平，換右腳伸直抬高，停留做五次腹式呼吸。

step 4
身體放平，雙腳彎曲，腹部稍稍懸空，調息預備。

step 5
右腳伸直抬高，以彎曲的左腳協助，讓左腳再往上抬高，左腳掌貼緊右膝支撐，停留做五次腹式呼吸。

step 6
左右腳放下，調息一下，換邊練習，兩邊反覆練習三次。

B.要訣：

　　a.單腿抬高時，另一腳盡量貼緊地面支撐，身體重心擺正避免歪向一邊。

　　b.腿抬高時，意念集中在丹田，臀部緊縮，想像臀部越來越緊俏了。

C.小叮嚀：

　　a.可拿個小抱枕放在手肘下巴處，趴著抬腿會舒服些。

　　b.剛開始練習，腳無法抬得很高，腳掌先支撐在小腿，慢慢再往上調整到膝蓋，等練熟了甚至可挪到大腿，腳抬得越高，時間停留越久，塑臀效果越好。

D.功效：

　　a.後抬腿利用抬腳提臀的動作，可緊實臀部肌肉，美化腿部線條，還可強化腰力，增加腰部的柔軟度。

　　b.可修正腰椎，緊縮肛門，預防子宮下垂。

＊　＊　＊　＊　＊　＊　＊　＊　＊　＊　＊　＊　＊　＊　＊

55

PART

II

變化一下

〉〉 ▌扶椅後抬腿

　　想要讓臀部線條優美，應隨時做夾緊肛門、臀部肌肉緊縮的動作，在辦公室找空檔，手扶桌子或椅背，就地把腿往後抬高，記得配合呼吸停留，兩腳輪流練習，抬高次數不限，只要有時間就動一動，不論是在辦公室、站著等車，或看電視時等，從日常生活下些功夫，臀部肌肉自然越來越有彈性。

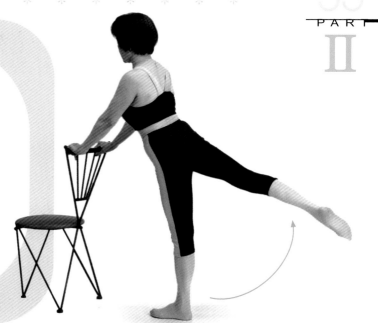

4 美腿照過來

■■大腿可說是全身最難瘦下來的部位，想要局部瘦身，要找對運動方法，隨時隨地練習。現代人尤其是上班族，整天長時間坐著工作，臀部大腿不知不覺越來越壯觀，臀腿粗壯會影響身材比例的視覺效果，穿著打扮很難跟上流行時尚；不想當個西洋梨型美女，現在就站起來，隨時利用空檔時間，就地做做瑜伽瘦腿運動伸展一下，相信很快就能塑造出腿部理想的線條美，讓妳擁有令人豔羨的修長美腿。

（1）每日瘦身處方：

這個單元的設計，強調伸展大腿肌肉及大腿內外側肌肉的鍛鍊，另外，拉腿筋及O型腿的矯正動作，都可以讓腿部曲線更修長，你可依個人情況調整，隨時隨地練習。

A.起床後：

躺在床上彎曲雙腿，花五分鐘做一做「曲膝壓腿」。

B.上班時：

利用時間，找張椅子做一下「椅上伸腿」拉拉腳筋，上班累了不妨做做「半蹲」，一方面塑腿，又能消除疲勞、提振精神。

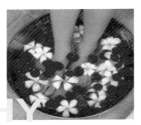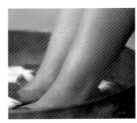

HEALTHY

C.晚上休閒時光：

晚上回家看電視時可別閒著，側躺在沙發上就可以邊做「側躺抬腿」的動作，利用一檔連續劇的時間，兩腳交替練習。

D.睡前：

躺在床上，做單膝交替壓腿，直到累了再休息入夢。

想要雕塑美腿，練習每一個瑜伽瘦腿動作，動作越慢越好，停留時做腹式呼吸去感受身體被伸展到極限，有痠痠緊緊的感覺，每天找時間隨時隨地動一動，很快你就能變成漂亮的美腿美眉。

PART

II

YOU CAN DO IT
RIGHT NOW !

（2）大腿瘦瘦美——曲膝壓腿

　　現代人很少運動，出門有車代步，上樓搭乘電梯，少走少動，下半身容易累積一堆肥肉，如果你很懶得運動，又希望變瘦，教你一個很簡單，躺在床上就可以瘦下半身的好方法，只要每天起床或睡前，躺著做做瑜伽的曲膝壓腿，輕鬆消除腿部贅肉，讓身體曲線變美。

A.步驟：

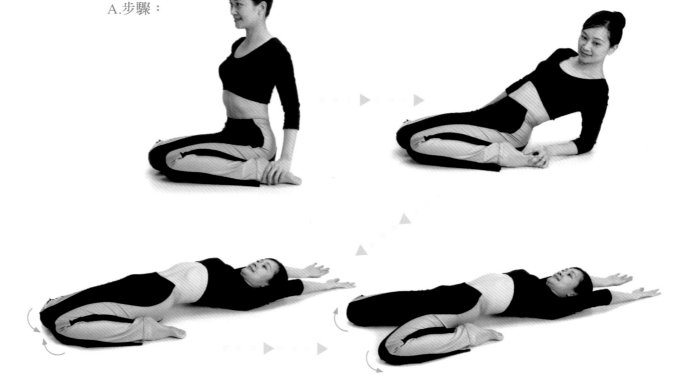

step
1

以腳跟靠近臀部外側的英雄坐預備，雙手擺在身後。
手肘彎曲，讓身體躺到地板，雙手過頭伸直，彎曲膝蓋腳跟靠近臀部外側，將膝蓋併攏，停留十秒，再將膝蓋打開，停留十秒，膝蓋張開併攏反覆練習三次。

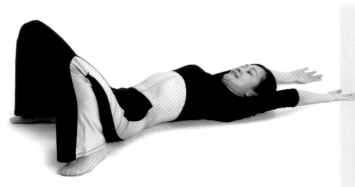

接著，膝蓋彎曲立起，兩腳分開與臀部
同寬，腳跟靠近臀部外側，調息預備。

STEP
2

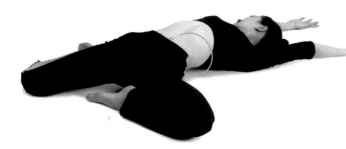

吸氣，雙腿壓向左側地板，腰向左推，
臉轉向右邊，停留做五次腹式呼吸，換
另一側壓腿，兩邊各做三次。

STEP
3

B.要訣：

a.身體向後躺時，將膝蓋張
開，會比較容易躺下。

b.曲膝壓腿時，盡量去感受從
腹部延伸到大腿前側痠痠緊
緊的感覺，配合呼吸集中意
念想著「大腿贅肉消失了，
腿越來越纖細」。

C.小叮嚀：

a.剛開始若無法做到膝蓋完全
併攏的動作，做多少算多
少，只要盡量做到大腿有一
鬆一緊的感覺即可。

b.曲膝壓腿時，膝蓋應盡量碰
地，若碰不到地，盡量多練
習幾次就會成功。

D.功效：

a.充分伸展腹部及大腿前側肌
肉，可瘦小腹並美化腿部曲
線。

b.伸展膝蓋腳踝，可強化膝關
節。

59

PART

II

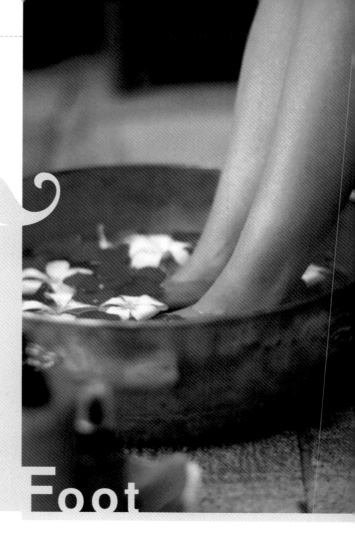

Foot

變 化 一 下

〉〉 ▋單膝交替壓腿

　　曲膝壓腿也可以練習單腿碰地，並以稍快的速度，兩腳輪流交替壓腿，每次做20至30回，或直到疲累為止，睡前或起床後動一動，大腿輕輕鬆鬆就變瘦了。

Box
A Secret Book　**懶人瘦腿法**

　　如果你很懶得運動，又希望大腿變瘦，只要每天起床或睡前，躺在床上做做瑜伽的曲膝輪流壓腿，或平躺將膝蓋反覆張開併攏，這些動作做起來很輕鬆，同樣能有效消除大腿前側贅肉，讓腿部曲線變美。

（3）去除腿側贅肉——側躺抬腿

有些年輕的美眉雙腿又長又直，只可惜因欠缺運動，大腿外側難免出現一些贅肉，這種腿也被稱為「馬褲腿」，一旦穿上緊身的長褲，贅肉就一覽無遺，想要擁有一雙勻稱的美腿，不妨多練習瑜伽的側面抬腿動作，飲食控制加上持之以恆的鍛鍊，成為美腿美眉並不難。

A.步驟：

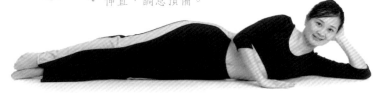

step 1 側躺，手肘彎曲，用手托住頭部，另一手擺在胸前地板，維持身體平衡，雙腳伸直，調息預備。

step 2 吸氣，將上面的單腳伸直抬高，停留十秒，腳放下，反覆抬腳三次。

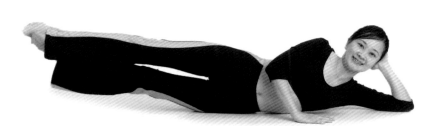

step 3 吸氣，將雙腳同時抬離地面，停留做五次腹式呼吸，反覆練習三次。

step 4 稍作休息，換邊練習。

PART

II

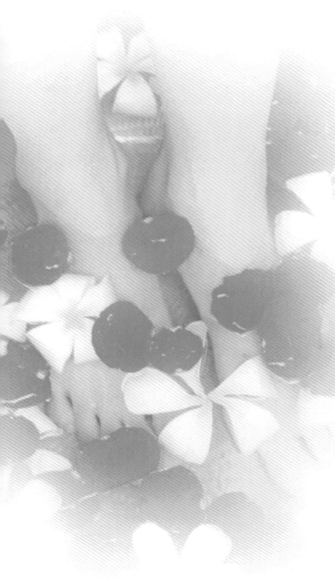

B.要訣：

   a.腳抬高時，重心放在手肘，腰背挺直，腳和身體盡量保持一直線。

   b.抬腿時吐氣，放下時吸氣，意念想著我要「雙腿多餘的脂肪快速燃燒」。

C.小叮嚀：

   a.可以拿個抱枕墊在腋下比較舒適，睡前或看電視時隨時練習。

   b.剛開始抬腿時間別停留太久，以免腳抽筋；等練熟了，再慢慢延長時間，等到抬高的腳有點酸，累到無法再忍受時再放下。

D.功效：

   a.鍛鍊大腿外側的肌肉，可收緊大腿肌肉，達到雕塑大腿的效果。

   b.刺激側腰，強化腰力，有縮腹細腰的效果。

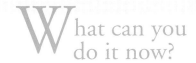
變 化 一 下

〉〉 單膝前後伸展

側躺抬腿除了將腳垂直抬高，也可以將單腿伸直向前（圖a）或向後（圖b）伸展，分別鍛鍊大腿前後不同區塊的肌肉，想瘦哪裡就多動哪個區塊的肌肉，經常練習有美腿、瘦腰、縮腹的作用。

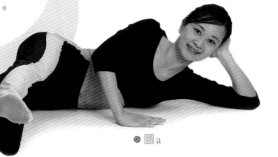

● 圖a

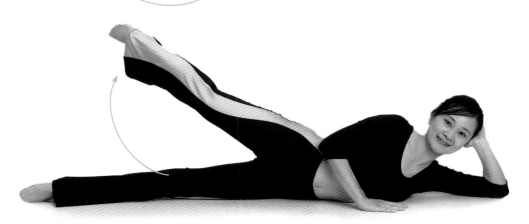

● 圖b

（4）矯正○型腿——半蹲

想要瘦大腿不是一天兩天就辦得到，瑜伽半蹲的姿勢是專門針對大腿所設計的動作，持續緩和的練習，每天多蹲幾次，即可看出效果。

A.步驟：

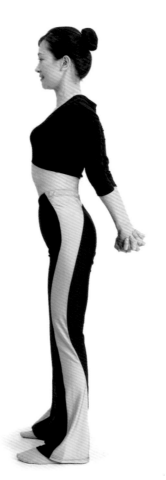

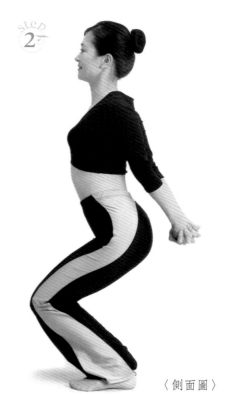

〈側面圖〉

雙腳張開約與肩膀同寬站立，挺胸，雙手在後手指交叉握緊，調息預備。

上半身維持挺直，吐氣時膝蓋彎曲，雙腳慢慢向下蹲，大腿逐漸靠攏，直到兩膝蓋併攏，停留做五次腹式呼吸，如正、側面圖。

B.要訣：

　a.蹲膝時要隨時維持上半身挺直，身體
　　不要向前彎。

　b.蹲下去與還原時，動作越慢越好，意
　　念集中在大腿，盡量去感受大腿又酸
　　又緊的感覺。

C.功效：

　a.伸展腿部，讓大腿肌肉緊實。

　b.有矯正O型腿的功效，並強化膝關
　　節。

　c.挺胸手交握的動作，可矯正駝背，紓
　　解肩膀痠痛。

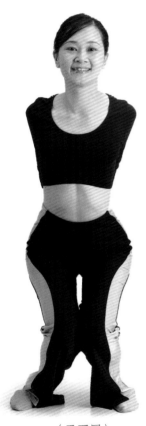

〈正面圖〉

step 3 上半身不動，雙腳緩緩回到
站立姿勢，反覆練習三次。

65
PART
II

（5）讓雙腿筆直——拉後腳筋

腿部線條美不美，和腿夠不夠筆直有關，經常練習瑜伽伸腿，勤拉後腳筋，相信你也可以擁有像模特兒般修長又筆直的雙腿。

A.步驟：

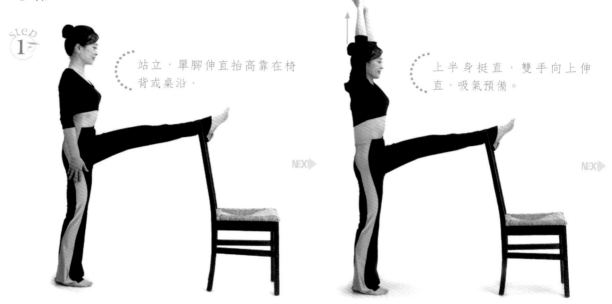

站立，單腳伸直抬高靠在椅背或桌沿。

上半身挺直，雙手向上伸直，吸氣預備。

B.要訣：

停留時盡量去體會後腳筋伸展到極限，痠痠緊緊的感覺，集中精神想著「我要讓腿更瘦更修長筆直」。

C.小叮嚀：

a.在辦公室或居家看電視時，都可以找張合適的桌椅練習，停留時間可隨自己的忍受度慢慢拉長。

b.這個動作須邊做腹式呼吸，腹部受到相當大的壓力，因此剛吃飽時不宜練習。

step 2 吐氣，上半身慢慢前彎貼近腿部，手抓住腳踝或腳尖，如果可以讓腹部碰到大腿，停留做五次腹式呼吸。

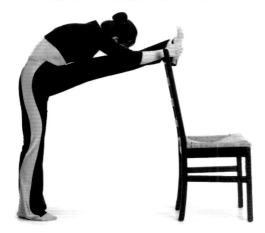

step 3 身體還原，單腳反覆練習三次，再換腳練習。

D.功效：
a. 膝蓋伸直，徹底伸展腳後筋，可收緊腿內側肌肉。
b. 強化腳跟肌腱彈性，伸展腰背部，增加腰背柔軟度。

變 化 一 下

> > ■ **坐式椅上伸腿**

這個動作也可以坐著練習，利用看電視時，坐著伸直雙腳（圖a），將身體貼近腿部（圖b），隨時伸展腳筋，久而久之，腿的線條就會越來越美。

67
PART
II

●圖a

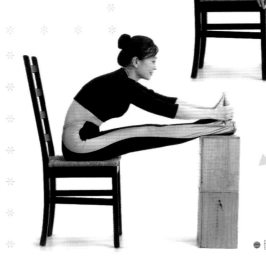
●圖b

14 天擺脫西洋梨
——瑜伽下半身塑體

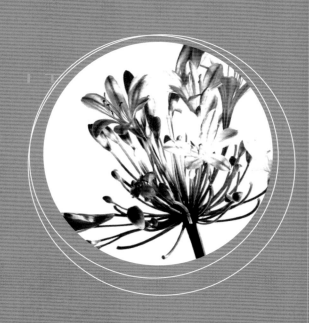

PART III

維納斯的誕生——
完美塑身的進階挑戰

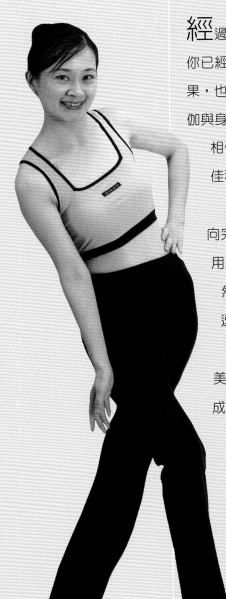

經過和瑜伽接觸的初體驗，你是否開始愛上瑜伽這項運動了？或許，你已經感受到身體的些微改變，這是好的開始；如果沒有立即見到成果，也別心灰意冷。把瑜伽運動當作日常生活最好的朋友，你可以在瑜伽與身體的對話中發掘自己的潛能，找到快樂和成就感。隨時動一動，相信不久之後，你就會發現瑜伽真是好處多多，更是保持身材的最佳利器！

這個星期請再接再厲挑戰更高階的瑜伽瘦身動作，這個單元是向完美塑身的進階挑戰，動作設計上，一樣包括適合居家做，及利用上班空檔做，有坐的有站的，讓你因時因地制宜隨時動一動，當然，每個動作同樣要配合腹式呼吸，同時增加動作強度，讓瘦身速率加快。

如果你想做局部雕塑，你可以參考每日瘦身處方，針對想瘦想美的局部區域做密集的鍛鍊，配合飲食控制，只要14天就可以看出成效；如果你想重新雕塑下半身，加把勁，參考腰腹臀腿各個單元所設計的動作，盡可能隨時找機會動一動，加油！相信妳很快就能擺脫西洋梨，重新展現如維納斯般的窈窕身材。

1 細腰美女就是你

■■告別水桶腰，現在繼續向水蛇腰挑
戰，加入瑜伽瘦身的行列，每天隨時掌
握時間扭動身軀，繼續加油，不須多少
時日，你不必再羨慕別人的小蠻腰，因
為細腰美女就是妳！

（1）每日瘦身處方：

　　這個單元設計的瑜伽瘦腰動
作，強調身體的扭轉及側身的伸
展，你可以延續前一個單元的動
作，加上本單元的進階變化，從躺
著、坐著及站立的動作，從初階到
進階，依自己的時間、場所彈性運
用。

A.起床後：

　　先花個十分鐘做做平躺「扭
腰」暖暖身。

B.上下班途中：

　　利用搭公車或捷運通勤途中，
把握時間坐著練習「椅上扭腰」。

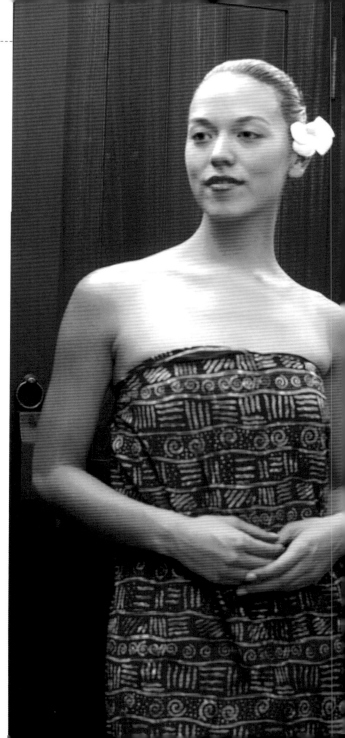

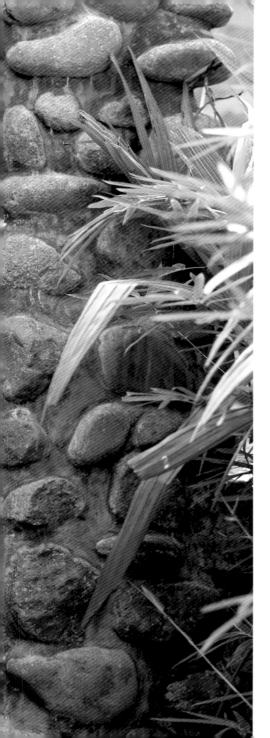

C.上班時：

　　在自己的座位上練習「椅上扭腰」，偶而站起做做「曲肘側彎」。

D.午休時：

　　利用休息空檔，站起來做做「扶椅拉側腰」，「腳交叉側彎」及「轉三角拉腰」，鍛鍊腰力又提神醒腦。

E.晚上休閒時光：

　　先練習「後視式」，再做徹底「扭轉」，及上半身反轉拉腰，花個15~20分鐘把整套動作練一次。

F.睡前：

　　躺在床上，動動雙腿扭扭腰，扭累了再入睡。

　　這個單元所設計的動作，有的難度稍高，不強求一定要做到如書中示範的標準動作，只要依個人狀況做到自己的極限即可。記得練習瑜伽瘦腰運動時一定要「停留」，動作越慢越好，停留時盡量做腹式呼吸，運用最深層的呼吸燃燒掉腰部多餘的脂肪。

(2) 消除腰側贅肉──站立轉三角拉腰：

　　我們的身體通常都是前彎後仰的活動，身體兩側很少有機會伸展，瑜伽的「轉三角」屬於一種側身扭轉的動作，讓身體形成三角形的姿勢，在轉動的同時，集中意念在腰部，配合腹式呼吸法，對於消除側腰脂肪贅肉非常有效；上班時利用空檔站起來轉轉腰，既可瘦身也可消除疲勞。

A.步驟：

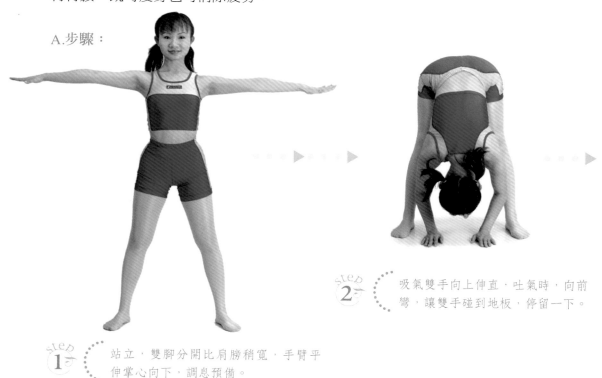

step 2　吸氣雙手向上伸直，吐氣時，向前彎，讓雙手碰到地板，停留一下。

step 1　站立，雙腳分開比肩膀稍寬，手臂平伸掌心向下，調息預備。

B.要訣：

　　a.練習時膝蓋不要彎曲，腰背挺直。

　　b.身體盡量向側邊扭轉，才能讓手向上多延伸一點，身體扭轉到極限時，意念集中在側腰腹部，配合腹式呼吸，想像側腰的肥油慢慢融化了。

C.小叮嚀：

    a.初學者或筋骨較僵硬的人可把雙腳距離拉大，以方便上半身向前彎。

    b.臉碰不到小腿不必太過勉強，只要維持背部挺直把身體彎到極限即可。

    c.抬起上半身時，動作要慢，尤其是有低血壓或貧血的人，千萬不可突然挺身，以免頭部血流不足發生暈眩現象。

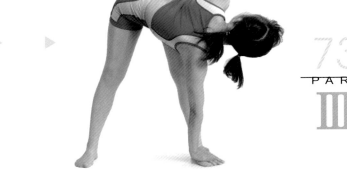

吸氣，身體向左扭轉，右手放在腳背或地板，左手向上伸直，眼睛看向高舉的左手，吐氣，停留做五次腹式呼吸。

step 4

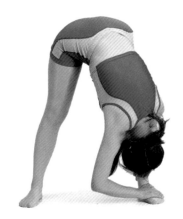

73
PART
III

step 3　吸氣，上半身轉向左邊，右手抓腳背，左手握住腳踝，身體向下壓，臉盡量靠近小腿，吐氣，停留十秒。

step 5　吸氣，左手放下，身體回正，換右邊扭轉，兩邊反覆練習三次。

D.功效：

    a.可強化腰力，柔軟腰椎，消除腰部贅肉。

    b.轉腰可讓脊椎往兩側轉動，增進脊椎和關節彈性。

    c.雙腳伸直可伸展膝蓋後側腳筋，使雙腿筆直，美化腿部臀部線條。

    d.彎腰伸背的動作，可促進腦部血液循環，幫助體側肌肉伸展，能有效紓解肩膀僵硬痠痛。

（3）強化腰椎──站立腳交叉側彎

很多人一發胖就是腰部先多出一圈肥肉，其實只要用一點心，隨時找機會動一動，腰部是最容易瘦下來的部位，建議你隨時就地練習一下瑜伽的腳交叉側彎，身體彎到極限時停留做腹式呼吸，輕鬆優雅的練習就能展現瘦身效果。

A.步驟：

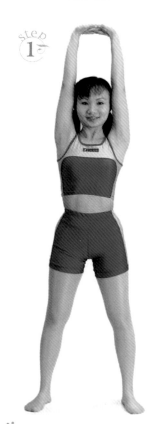

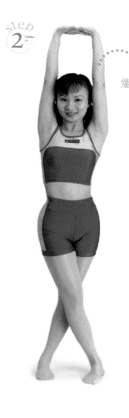

step 1
站立，雙腳分開約與肩同寬，雙手向上伸直，手指交握反掌向上推高，調息預備。

step 2
吸氣，右腳跨過左腳，雙手繼續向上推。

step 3
重心放在左腳，右腳彎曲臀部向左推，吐氣時雙手夾耳朵身體向右彎，眼睛看向天花板，停留做五次腹式呼吸。

step 4
身體回正，換腳練習，左右反覆練習三次。

B.要訣：

　　a.側彎時把腰部往前推，身體不可向前傾，手臂盡量伸直。

　　b.交叉的雙腳保持平行，一腳彎曲，另一腳伸直，身體彎到腰側肌肉有痠痠緊緊的感覺時，意念放在被拉緊的側腰。

C.功效：

　　a.伸展體側肌肉，可強化腰力，柔軟腰椎，並消除腰際贅肉。

　　b.手往上推舉可伸展肩背，改善肩膀僵硬痠痛，及美化手臂線條。

＊　＊　＊　＊　＊　＊　＊　＊　＊　＊

變化一下

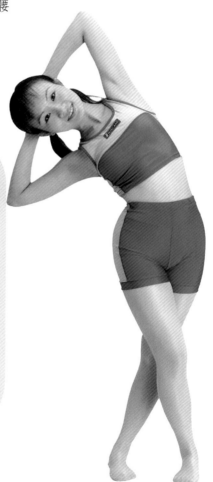

〉〉 ▊**曲肘側彎**

　　如果覺得雙手伸直手指交握反掌推高的動作比較吃力，可將手肘彎曲，手指交握抱後腦，讓身體向兩側彎到極限，或是腳分開與肩寬直接拉高雙手側彎，只要側彎時保持身體不向前傾，同樣可達到伸展體側、瘦側腰的效果（如右圖）；這個動作很適合利用上班空檔站起來動一動，不但可塑身，還能消除疲勞。

75

PART

III

(4)告別水桶腰——扭轉腰肢

　　腰部是最容易囤積贅肉的地方，腰圍變粗穿起衣服顯得臃腫，身體也不健康，瑜伽的「扭轉」動作，可緊縮腰部肌肉，按摩腹部內臟，經常練習可去除腰部贅肉，腰圍也越來越細了。

A.步驟：

step 1
坐在地板，左腳向內彎曲貼地，腳跟靠近右臀部，右腳跨在左膝外側，調息預備。

step 2
右手環腰，身體向右扭轉，眼睛看向右後方，停留做五次腹式呼吸。

step 3
身體回正，左手肘按在右膝外側，左手抓住右腳踝，身體向右扭轉，挺胸，眼睛看右後方，停留做五次腹式呼吸。

B.要訣：

a.手要穿過膝蓋，身體須盡量向前傾，讓上臂跨過膝蓋外側，以方便雙手連接。

b.練習時應盡量挺胸，維持上半身挺直，扭轉到極限時意念集中在腰部，在一呼一吸之際帶走腰部油脂。

C.小叮嚀：

　　a.身體較僵硬者可多練習 step 2、step 3。

　　b.雙手相連的 step 4 動作難度較高，不妨拿一條小毛巾或手帕，兩手各抓住一端慢慢拉近雙手的距離，多練幾次手就容易握到了。

D.功效：

　　a.瑜伽扭轉的動作是把身體往不同的方向推到極限，除了可纖細腰圍，也能矯正脊椎。

　　b.雙手相互連接時，腹腔徹底壓縮，可刺激到整個內臟器官，對強化血液循環、改善身體僵硬及腰痠背痛非常有效。

step 4　身體回正，左手穿過右膝下方，與在身後環腰的右手相連接，雙手握緊，上半身盡量向右後方扭轉，停留做五次腹式呼吸，如下背面及正面圖。

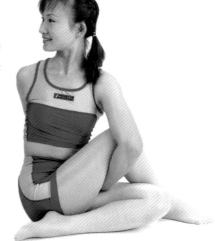

＊雙手相連正面圖

step 5　雙手放開，腳還原伸直，休息一下，換邊做，反覆練習三次。

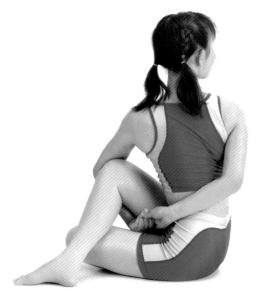

＊雙手相連背面圖

（5）矯正上半身——反轉拉腰

不良的站姿或坐姿，會造成骨骼脊椎彎曲變形，更會影響體態的勻稱，瑜伽的坐姿反轉拉腰的動作，可以徹底伸展側腰，達到纖腰的效果。

A. 步驟：

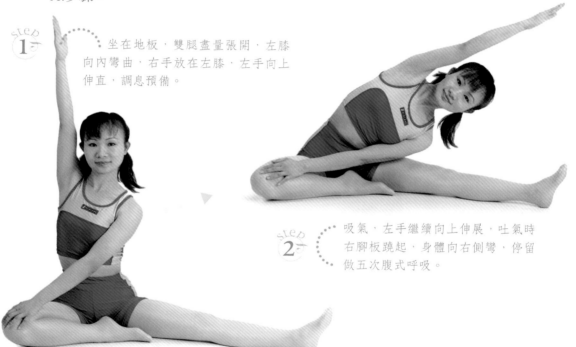

step 1 坐在地板，雙腿盡量張開，左膝向內彎曲，右手放在左膝，左手向上伸直，調息預備。

step 2 吸氣，左手繼續向上伸展，吐氣時右腳板蹺起，身體向右側彎，停留做五次腹式呼吸。

B. 要訣：

a. 身體側彎時，腰背要挺直，避免向前傾，手臂盡量靠近耳朵，才能充分伸展側腰。

b. 讓肩膀跨過膝蓋，才能徹底反轉上半身，伸展側腰。

c. 停留時集中意念在拉緊的側腰，想像腰部贅肉在伸展中一寸一寸消失。

C.小叮嚀：

    a.千萬不可用身體反彈力量讓手去抓腳，以免拉傷了腰側肌肉。

    b.手抓腳的動作需要相當好的柔軟度，剛開始碰不到腳沒關係，只要保持腰背
      挺直，側彎到自己的極限就能有效瘦腰。

    c.先練習 step 2 的基礎側彎，等身體柔軟度夠了再挑戰 step 3、step 4 的進階。

D.功效：

    a.手抓腳讓身體徹底的反轉，經由呼吸的帶動，可加速腰部脂肪燃燒，消除腰
      部贅肉及腰側多餘脂肪。

    b.可強化骨盤、腰椎，對於脊椎側彎或骨盆歪斜，有矯正的效果。

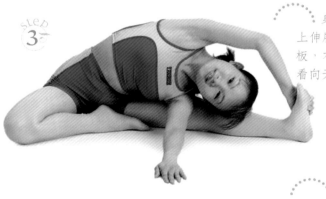

身體回正，調息一下，吸氣，左手向上伸展，身體向右側彎，讓左手握住右腳板，右手向前伸直，身體盡量反轉，眼睛看向天花板，停留做五次腹式呼吸。

79

PART

III

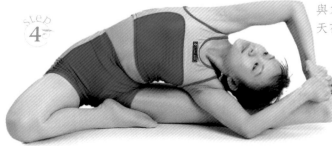

吸氣，身體繼續向上翻轉，讓右手與左手會合一起抓住右腳，視線看向天花板，停留做五次腹式呼吸。

5 身體回正，反覆做三次，再換邊練習。

2 當個快樂美腹人

■■練習瑜伽瘦身操，縮小腹、強化腹肌的效果可說是立竿見影，繼續加油，找時間多動一動，配合瑜伽的呼吸法，燃燒腹部脂肪贅肉，你會發現小腹越來越平坦緊實，游泳圈、水桶腰、啤酒肚……全部bye bye！

（1）每日瘦身處方：

　　這個單元設計除了強化腹肌、瘦小腹的瑜伽動作，還特別強調耐力的訓練，你可以延續前一個單元的動作，加上本單元的進階變化，從躺著、坐著及站立的動作，從初階到進階，依自己的時間、場所彈性運用。

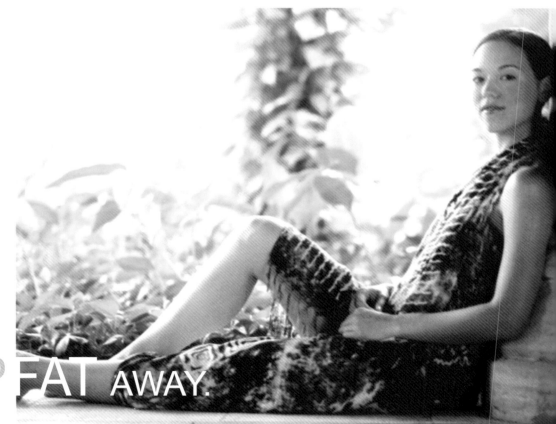

KEEP FAT AWAY.

A.起床後：

　　做一做抱膝壓腹的動作，按摩內臟消除小腹贅肉；等身體甦醒了，躺著踩踩腳踏車及曲肘碰膝十回，鍛鍊腹肌。

B.上下班途中：

　　利用搭車時間，坐著練習椅上抬腿。

C.上班時：

　　在座位上練習「椅上抬腿」及「椅上伸腿」，或「椅上Ｖ式」。

D.午休時：

　　利用空檔坐在椅子上下擺動雙腳，做腹肌的耐力訓練。

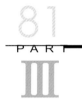

E.晚上休閒時光：

　　邊看電視邊練習Ｖ式抬腿，或找個地方練習抬腳運動及踩腳踏車鍛鍊耐力，練到腹部肌肉有點痠，身體些微出汗，再洗澡消除一身的疲憊。

F.睡前：

　　躺在床上伸展雙腿，練習「鱷魚」左右擺腿及雙腳畫圈，再趴著練習「船式」並「搖船」數回，累了再全身放鬆，進入夢鄉。

　　千萬記得，瘦小腹的瑜伽運動，訓練耐力的動作一定要配合呼吸，避免憋氣，以免因呼吸不順導致頭昏、胸悶，若是稍感不適，請立即平躺放鬆調息，將呼吸調順再繼續運動。這些動作做起來會有點辛苦，但看到練習後小腹變瘦變緊實平坦是值得的。

（2）強力收縮腹肌——V式

生過小孩的婦女，腹部比較容易鬆弛肥胖，男性也容易因暴飲暴食，吃出中廣身材，練習瑜伽 V 的姿勢，可強力收縮腹部肌肉，讓腹部的贅肉不見了。

A.步驟：

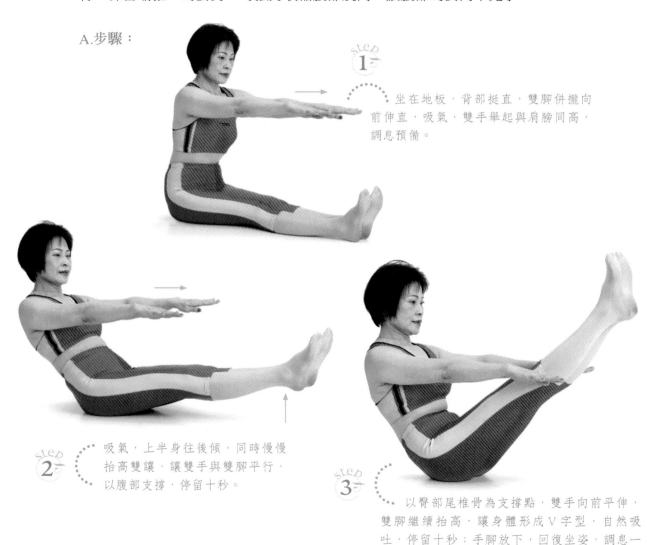

step 1

坐在地板，背部挺直，雙腳併攏向前伸直，吸氣，雙手舉起與肩膀同高，調息預備。

step 2

吸氣，上半身往後傾，同時慢慢抬高雙讓，讓雙手與雙腳平行，以腹部支撐，停留十秒。

step 3

以臀部尾椎骨為支撐點，雙手向前平伸，雙腳繼續抬高，讓身體形成 V 字型，自然吸吐，停留十秒；手腳放下，回復坐姿，調息一下，反覆練習三次。

B.要訣：

    a.用腹部的力量支撐，才能維持全身平衡，意念放在腹部，眼睛看一個定點，集中精神想著小腹贅肉消失、凸出的肚子變平坦了。

    b.身體形成Ｖ字型時，可用雙手抓住腳踝或腳尖，增加身體的穩定性，延長停留時間（如圖A）。

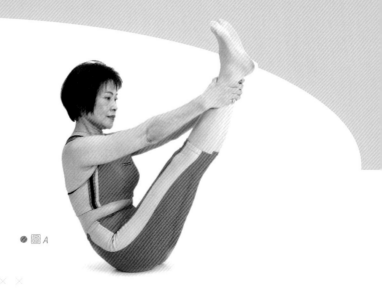

● 圖 A

× × × × × × × × × × × × × × × × × × × ×

C.小叮嚀：

    a.Ｖ式是有相當難度的動作，剛開始只要盡量伸直膝蓋，把背部挺直，先練習step 4的基本動作，配合腹式呼吸，停留時間越久效果越好，有時腹部肌肉因使力會微微顫抖，這是正常現象。

    b.等練熟了再做step 3的動作，當腹肌越來越有力，你可以嚐試Ｖ的變化式，用雙手抓住腳踝，將雙腳拉近身體，臉靠近小腿（如圖B），讓腹部伸展壓迫得更徹底。

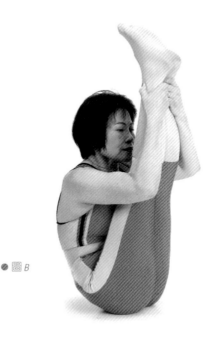

● 圖 B

D.功效：

　　a.鍛鍊腹部肌肉，經常練習可消除腹部贅肉，並讓大腿腰部變細。

　　b.收縮下腹時腹部用力，可按摩腹腔，強化內臟機能。

✳ ✳ ✳ ✳ ✳ ✳ ✳ ✳ ✳ ✳ ✳ ✳ ✳ ✳ ✳

變 化 一 下

〉〉 ▋椅上V式

　　Ｖ式可以變化成適合在辦公室裡隨時可做的運動。坐在椅子前端，手扶椅側，身體向後傾，腹部用力，將雙腳筆直高舉至呈Ｖ字型，視自己的狀況能停多久就停多久，上班時利用空檔動一動，或是邊看電視隨時抬腿鍛鍊腹肌，不但可以瘦小腹，還有美腿功效哦！

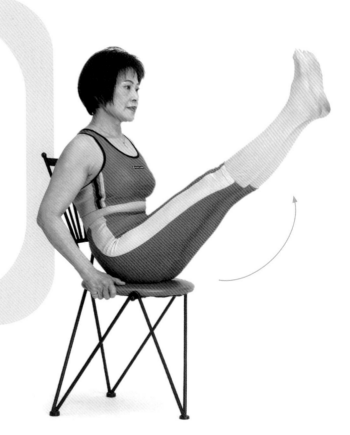

（3）緊實腹肌——踩腳踏車+手肘碰膝

適當的運動可加速身體的新陳代謝，練習瑜伽的踩腳踏車及手肘碰膝運動，可消除堆積在腹部的脂肪，這組動作是稍有強度的運動，交替動作速度越慢，腹部越須使力，縮小腹的成效越好，運動時最好做到稍稍流汗、心跳加快、些微喘氣再休息，每天可視自己的體力盡量多做個幾次，瘦身效果將顯而易見。

A.步驟：

step 1　仰躺，雙手十指交握抱頭，雙腳併攏，膝蓋彎曲，調息預備。

step 2　配合呼吸，一腳伸直，一腳彎曲，雙腳像懸空踩腳踏車的方式，輪流交替踩動20下。

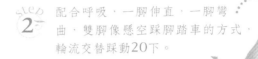

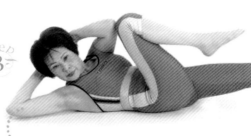

step 3　回到step 1調息預備，吸氣，上半身離地，右腳曲膝靠近腹部，左腳伸直離地，讓左手肘碰右膝，自然吸吐，停留十秒。

step 4　身體還原，換右手肘碰左膝，停留十秒。

step 5　配合呼吸，加快速度，讓左右手肘交替碰膝十次，身體還原大休息。

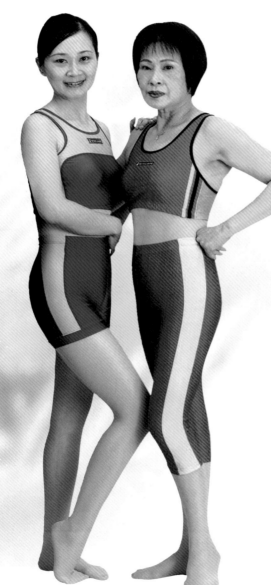

B.要訣：
　　a.踩腳踏車時，讓雙腳保持離地45度，以腹部支撐，意念集中在小腹丹田，感受腹肌收縮繃緊的感覺。
　　b.手肘碰膝時，上半身離地配合側轉，可讓手肘更容易碰觸膝蓋。

C.小叮嚀：
　　a.如果練熟了，可將腳板蹺起腳跟往上推，躺著向空中踩腳踏車，效果更好。
　　b.動作速度加快時，仍須注意呼吸的順暢，切勿閉氣硬撐，否則易造成頭昏噁心。

D.功效：
　　a.消除腹部贅肉，緊實腹肌，強化腰力。
　　b.消除大腿脂肪，美化腿部線條。
　　c.增強體力，強化心肺功能，促進全身新陳代謝。

（4）美化腹部曲線——船式

縮小腹即將大功告成，現在繼續向耐力挑戰，瑜伽的船式就是讓手腳抬高，使身體形成一艘小船的姿勢，讓腹部徹底受伸展按壓，加上搖船的動作，可結實腹肌，美化身體曲線。

A.步驟：

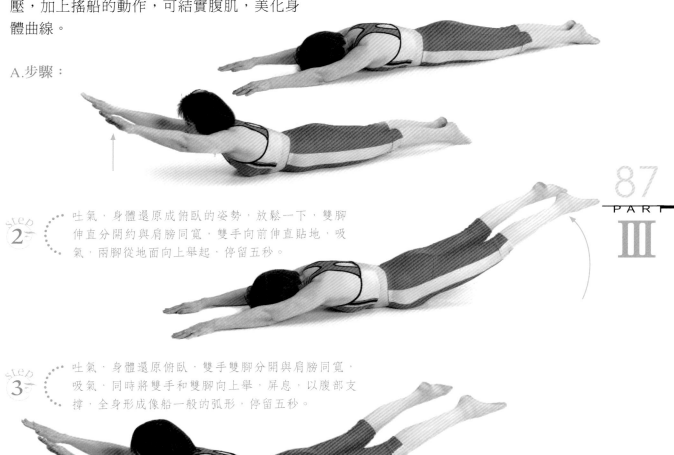

Step 1
俯臥，雙腳伸直併攏貼地，雙手向前伸直，掌心向下，吸氣，胸部、頭部及雙手從地面舉起，手臂伸直，停留五秒。

Step 2
吐氣，身體還原成俯臥的姿勢，放鬆一下，雙腳伸直分開約與肩膀同寬，雙手向前伸直貼地，吸氣，兩腳從地面向上舉起，停留五秒。

Step 3
吐氣，身體還原俯臥，雙手雙腳分開與肩膀同寬，吸氣，同時將雙手和雙腳向上舉，屏息，以腹部支撐，全身形成像船一般的弧形，停留五秒。

Step 4
手腳還原，再吸一口氣，手腳同時舉高，身體像船一樣前後搖動，直到疲累再全身放鬆休息。

87

PART III

B.要訣：

a.手腳抬高離地時，意念集中在
腹部丹田，配合腹式呼吸，想
像腹部越來越結實有力。

b.要做好船式，須先熟練抬手及
抬腳的姿勢，練熟後雙手和雙
腳自然能一舉成功。

C.小叮嚀：

身體前後搖動時，注意配合呼吸，
頭向下壓時吐氣，向上時吸氣，頭要稍
稍抬高，以免碰到地板。

D.功效：

a.搖船式可按摩腹腔，消除腹部
贅肉脂肪，促進腸胃蠕動，增
進內臟循環功能。

b.手腳同時抬高可強化背肌，增
強脊椎彈性。

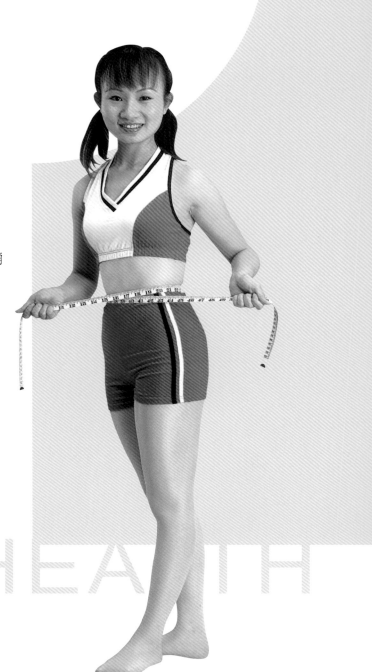

HEALTH

變 化 一 下

>> ▍蛙式游泳

　　雙手雙腳同時抬高的搖船式難度較高，靠手支撐輔助的肚臍式變化比較容易做。俯臥雙腳分開約與肩寬，手放胸部兩旁，抬起上半身（如圖a）⤴；手肘彎曲，身體向前傾時，雙腳同時離地抬高，手肘一彎一直，讓身體前後搖動，充分按摩腹腔；等熟練了，身體前後搖動時，手離地配合擺出像蛙式游泳的姿勢來回划動（如圖b、c）↻，直到疲累再全身放鬆休息。

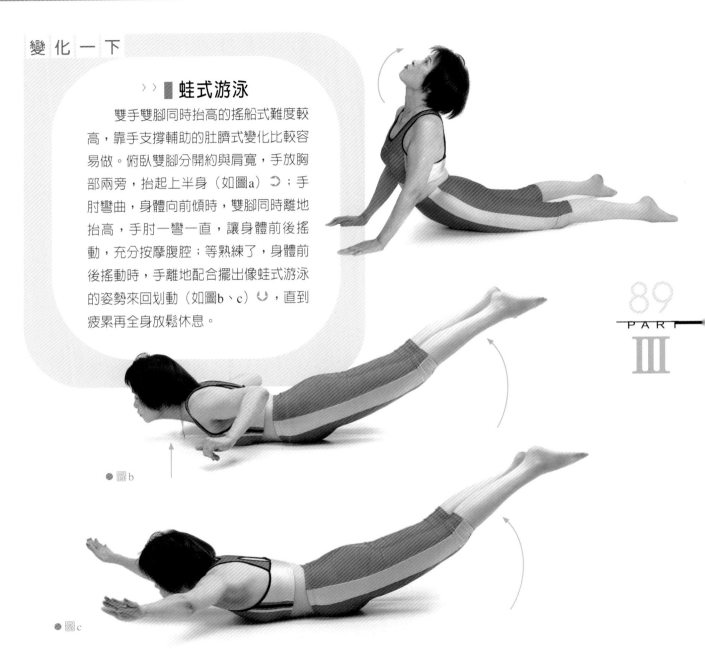

● 圖b

● 圖c

89

PART

III

3 臀部 UPUP俏美眉

■■臀部下垂除了不雅觀，更大的缺點是，會使全身重量落在雙腳，站立或走路都容易造成腳部疲勞，甚至腰痠；瑜伽的瘦身抬臀運動可改善臀部扁平下垂的問題，只要持續鍛鍊，不但可改善下圍肥胖，還能重新雕塑出美麗渾圓的臀型。

（1）每日瘦身處方：

這個單元所設計的動作，著重在改善臀部的鬆弛下垂，透過瑜伽的鍛鍊達到提臀塑臀的效果。你可以延續前一個單元的動作，加上本單元的進階變化，從躺著、坐著及站立的動作，從初階到進階，依自己的時間、場所彈性運用。

A.起床後：

先做五分鐘抬臀「骨盆運動」，再練習「初級輪式」五分鐘。

B.上下班途中：

利用搭公車或捷運途中，交替練習「後抬腿」。

C.上班時：

站起來做做「扶椅後抬腿」，或就地插腰做向後仰的「站立駝式」後彎，練習夾緊臀部，強化腰力，既享瘦又能消除疲勞。

D.晚上休閒時光：

跪著練習駝式五分鐘，再趴在地板上練習「蝗蟲式」五分鐘，練完再接再厲繼續練習「變化貓式」五分鐘，接著再拉弓式搖木馬，直到有點喘氣些微出汗再休息。

E.睡前：

躺在床上做做抬臀「骨盆運動」，緩和一天的疲憊，累了再平躺休息。

練習抬臀瘦身瑜伽，每個動作越慢越好，抬臀到極限時停留做腹式呼吸，意念集中在後腰臀部，記得累了、有痠痛的感覺時，要趕快休息回復一下，每天持續鍛鍊，很快你將擁有美麗緊實的臀型。

（2）縮臀瘦腰——駱駝式

　　東方女性臀部普遍來說都比較扁平，想要擁有渾圓上提的俏麗臀型，必須多鍛鍊臀部肌肉，瑜伽的駱駝式將身體後彎形成拱起的駝峰，這個動作須夾緊肛門、緊縮臀部、腰部使力，才能讓身體後彎出漂亮的弧形，經常練習有提臀瘦腰的作用。

A.步驟：

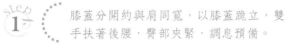

膝蓋分開約與肩同寬，以膝蓋跪立，雙手扶著後腰，臀部夾緊，調息預備。

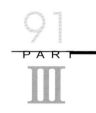

吸氣，上半身慢慢往後仰，擴胸，腹部向前推，腰部往上弓高，吐氣，停留十秒。

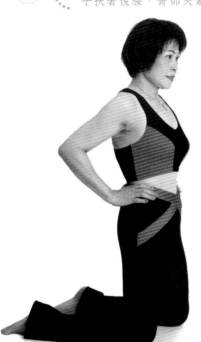

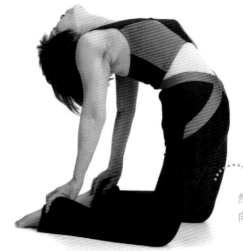

上半身繼續向後仰，雙手自然下垂，抓住左右腳跟，腰腹部向前推，吐氣，停留十秒。

91

PART

III

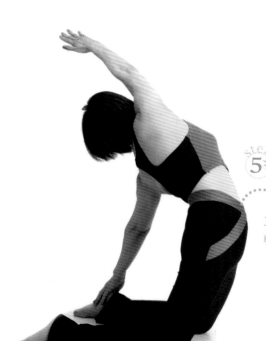

step
4

身體回正調息一下，吐氣時身體向後彎，左右手抓腳
跟，停留一下，吸氣，以右手支撐，左手伸直舉高靠近
左耳，吐氣，腹部向前推，左手掌心向下手臂向下壓，
上半身向右側轉，眼睛看左掌心，吐氣，停留十秒。

step
5

左手放下抓左腳跟支撐，換右手伸
直舉高，腹部向前推，上半身向左側
轉，眼睛看右掌心，吐氣，停留十秒。

step
6

手放開，身體慢慢回正，還原到金剛坐，放鬆調息一下，身體向前彎
額頭著地，用手拍拍後腰部，休息一下，整套動作反覆練習三次。

B.要訣：

　　a.身體後仰時，動作要慢，盡量放輕鬆自然呼吸，不可憋氣拉脖子。

　　b.後仰時，用手扶好後腰支撐保持身體平衡，意念集中在後腰臀部，想像臀
　　　部肌肉越來越緊實。

C.小叮嚀：

　　　初學者可把腳尖踮起來支撐，方便雙手抓到腳跟，若抓不到腳，只要做到*step 2*
腰向前推、臀部盡量夾緊的動作就很有效。

D.效果：

　　a.腰部後彎的動作，可鍛鍊臀部肌肉，讓臀部緊實，不會鬆垮下垂，腰部、背
　　　骨也會越來越柔軟，可矯正駝背、改善腰痠。

　　b.擴胸後仰的動作，可擴展胸部，鍛鍊胸肌，有美胸豐胸效果，經常練習還
　　　能增加肺活量。

　　c.身體後彎左右側轉，可促進後腰腎臟附近的血液循環，因此有強化肝腎機能
　　　的功效。

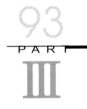

✳　✳　✳　✳　✳　✳　✳　✳　✳　✳　✳　✳　✳

變 化 一 下

> > ▌**站立駝式後彎**

　　　白天在辦公室，你也可以就地站著練習駝式後彎；雙手扶在後腰，
重心放在腳掌，臀部夾緊，讓身體緩緩向後仰，彎到自己的極限時停留
做腹式呼吸，身體回正再反覆練習，上班累了站起來做做駝式後彎，可
以消除疲勞提振精神，還有塑臀矯正駝背的功效，真是一舉多得。

（3）迷人低腰——蝗蟲式

這幾年流行各種低腰牛仔褲，臀部一旦下垂，怎麼穿都穿不出美感，想要使臀部上提，必須修正身體的姿勢，多做提臀動作，瑜伽的蝗蟲式（又稱蚱蜢式）模擬自然界蝗蟲棲息時身體高高翹起的姿態，經常練習舉高雙腿，有提臀美腿的效果。

A.步驟：

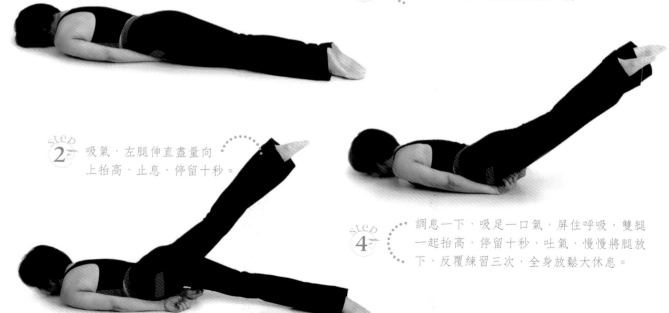

step 1　俯臥，雙腳併攏，下巴著地，手心向上，雙手握拳放在恥骨處，調息預備。

step 2　吸氣，左腿伸直盡量向上抬高，止息，停留十秒。

step 3　吐氣，慢慢將腿放下，換右腿抬高練習，左右腳交互練習三次。

step 4　調息一下，吸足一口氣，屏住呼吸，雙腿一起抬高，停留十秒，吐氣，慢慢將腿放下，反覆練習三次，全身放鬆大休息。

B.要訣：

    a.練習單腿抬高時，注意身體應放平，不可扭
      向側邊。

    b.可以下巴、胸部、手腕支撐身體，幫助兩腳
      抬高。

    c.雙腳抬高時盡量併攏伸直，意念集中在下腹
      部、後腰及臀部，去體會臀部痠痠緊緊的感
      覺。

C.小叮嚀：

    a.雙腳舉高需要相當的腰力，剛開始練習可將
      雙腳分開與肩同寬，以方便腳抬高。

    b.初學者可以把雙拳放在大腿下，手腕用力向
      上推，幫忙支撐雙腿抬高，至於腳能抬多
      高，只要盡力而為，記得腳離地時縮緊臀
      部，慢慢延長停留時間，但不要勉強憋氣。

D.功效：

    a.雙腳抬高時，臀部肌肉會自動收緊，經常練
      習可修飾臀部曲線，達到提臀效果，對於修
      飾下半身的曲線很有幫助。

    b.練習蝗蟲式也可增強背肌及腹肌的力量，強
      化膀胱，減輕腰背疼痛。

    c.抬高下半身的動作，能促進頭部血液循環，
      改善臉色，讓皮膚膚質變好。

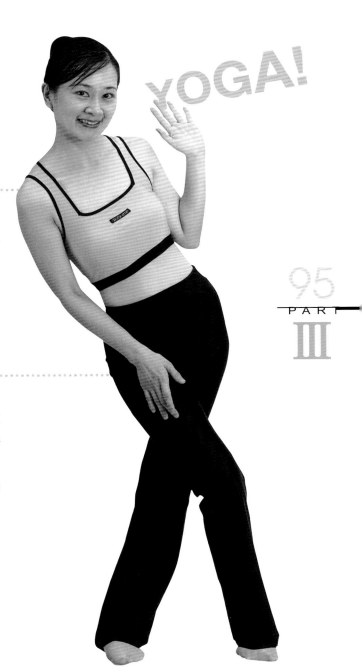

YOGA!

95

PART

III

（4）修飾臀腿線條——變化貓式

　　隨著年齡老化，人體的內臟也受地心引力影響逐漸下垂，尤其是生產後的婦女，多半有子宮下垂的問題，若不及早矯正，久而久之腰痠背痛、頻尿等毛病就一個個出現，瑜伽的「變化貓式」是模仿貓咪趴在地上伸懶腰的姿態，經常練習抬臀、抬腳可修飾臀腿線條，還可預防內臟、子宮的下垂。

A.步驟：

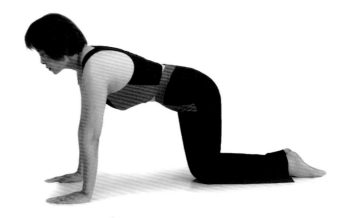

step 1 手掌膝蓋打開與肩膀同寬著地，身體形成一個四方形。

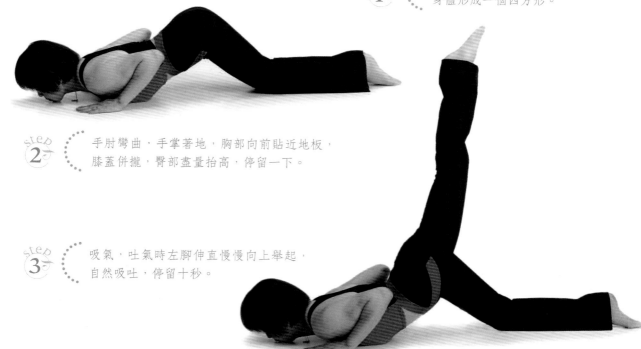

step 2 手肘彎曲，手掌著地，胸部向前貼近地板，膝蓋併攏，臀部盡量抬高，停留一下。

step 3 吸氣，吐氣時左腳伸直慢慢向上舉起，自然吸吐，停留十秒。

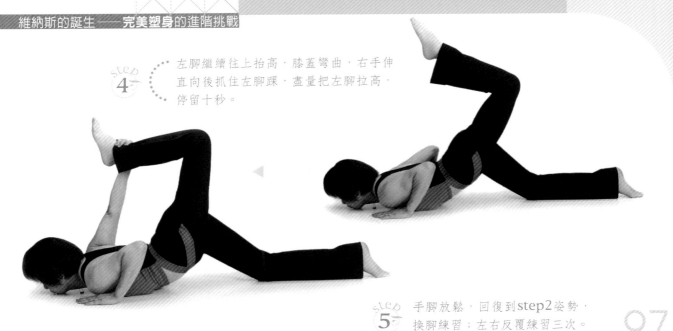

step **4** 左腳繼續往上抬高，膝蓋彎曲，右手伸直向後抓住左腳踝，盡量把左腳拉高，停留十秒。

step **5** 手腳放鬆，回復到step2姿勢，換腳練習：左右反覆練習三次。

B.要訣：

　　a.練習時，胸部、手肘貼緊地面，避免骨盤傾斜，重心才會穩。

　　b.腳抬高時，大腿放鬆，用手的力量把腳拉高，意念放在下腹部，並想像臀部越來越緊俏，大腿變瘦了。

C.小叮嚀：

　　a.胸部在地板上，呼吸可能會覺得壓迫，不妨拿個柔軟的抱枕或毛巾墊著。

　　b.胸貼地腳抬高，若覺得重心不穩，可將腳尖踮起支撐，抬腳的時間視自己的能力能停多久就停多久，毋須勉強。

D.功效：

　　a.經常抬臀抬腳，可鍛鍊臀部肌肉彈性，並消除腿部贅肉，讓腿部線條更修長美麗。

　　b.胸貼地抬高臀部的動作，是復健及婦產科醫師相當推薦的產後復健運動，可有效預防子宮及內臟下垂。

（5）雕塑優美臀腿——拉弓式

　　現代人營養過盛又缺乏運動，許多人腹部積了一圈肥油，不但影響健康，穿起衣服來也很不美觀，瑜伽的「弓式」是最好的全身減肥法，常常練習可使臀部、大腿結實，雕塑出優美的體態。

A.步驟：

step 1　俯臥，腳打開與肩膀同寬，雙腳彎曲，兩手抓住腳踝。

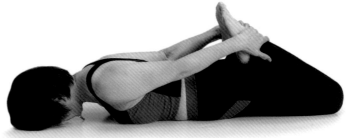

step 2　吸氣、頭部、胸部抬高，大腿不離地，停留一下。

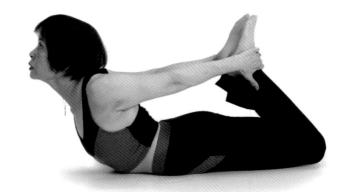

B.要訣：

　　雙手把腳拉高時，腿部放鬆盡量抬高，臀部肛門縮緊，配合腹式呼吸，意念集中在腹部丹田，想像身體的脂肪跟著呼吸燃燒，回復到少女般的曼妙身材。

C.小叮嚀：

　　弓式搖木馬自己如果搖不動，可以拉好弓式，請家人在旁幫忙從雙腳推動，搖木馬時注意頭要抬高，以免碰撞地板。

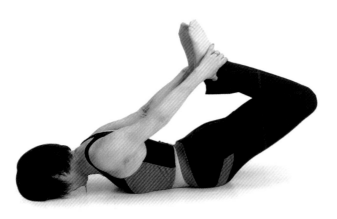

D.功效：

a.弓式可強化腹部、手腕、雙腳及背部肌肉，改善腰痠背痛並消除全身疲勞。

b.抬高臀腿的動作，可使臀部、大腿結實，並預防子宮下垂。

c.弓式搖木馬，可充分按摩內臟，消除腹部贅肉，對於彎腰駝背也有矯正的效果。

step 3 身體還原，額頭著地，吸氣，雙手將兩腳向上拉高，吐氣，停留十秒。

99 PART III

step 4 回到 step 1 的姿勢，吸氣，腹部用力，同時抬起上半身，並用雙手把腳拉高，挺胸，眼睛往上看，讓身體像一只拉緊的弓，停留做五次腹式呼吸。

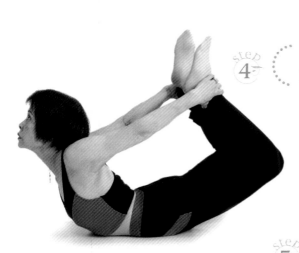

step 5 身體放平，雙手仍抓著腳踝，調息一下，反覆練習三次；吸氣，再拉緊弓式，身體像搖木馬般前後搖動數回，搖累了再放鬆大休息。

4 纖纖玉腿

■■很多人羨慕模特兒的黃金比例身材，尤其一雙修長美腿可為視覺美感加分，為什麼東方女性腿看起來比較短，其中有很大的原因是雙腿彎曲不夠筆直；趕快做瑜伽瘦腿運動伸展一下，相信很快就能塑造出腿部理想的線條美，讓妳擁有令人豔羨的修長美腿。

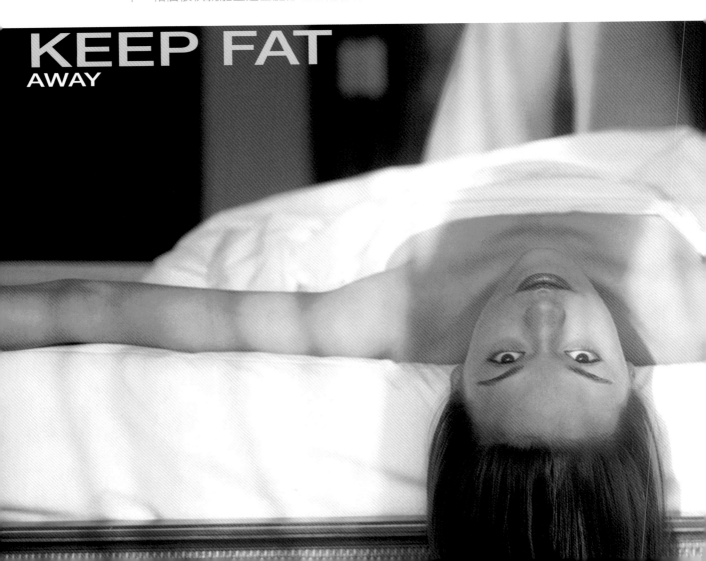

KEEP FAT
AWAY

（1）每日瘦身處方：

　　這個單元的設計，強調伸展腳筋及鍛鍊大腿內外側肌肉，強化下盤的穩固，這些動作都可以讓腿部曲線更修長，你可以延續前一個單元的動作，加上本單元的進階變化，從初階到進階，因時因地彈性運用。

A.起床後：

　　花五分鐘做一做「曲膝壓腿」。

B.上班午休時：

　　利用時間，找張椅子做一下「椅上伸腿」拉拉腳筋，或是站起來做做「半蹲」，及英雄式蹲馬步，或扶著桌椅練習舞蹈式，既能塑腿，又能消除疲勞、提振精神。

C.晚上休閒時光：

　　邊看電視邊做鷺鷥單腳碰臉，或是站著看電視，扶著桌椅做舞蹈式，或一邊蹲馬步練英雄式，看多久就練多久。

D.睡前：

　　側躺在床上做「側躺抬腿」十分鐘，接著兩腳交替練習做單膝交替壓腿，直到累了再休息入夢。

　　想要雕塑美腿，練習每一個瑜伽瘦腿動作，動作越慢越好，停留時做腹式呼吸去感受身體被伸展到極限痠痠緊緊的感覺，每天找時間隨時隨地動一動，很快就能塑造出腿部理想的線條美。

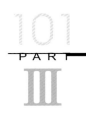

101
PART
III

（2）伸展腳筋——單腳碰臉鷺鷥式

鷺鷥擁有一雙纖細的長腳，總是以優雅的姿態行走，單腳碰臉的瑜伽動作就是模仿鷺鷥以單腳站立優雅的行動，強調徹底伸展背骨、腳筋，讓雙腳修長筆直，並柔軟僵硬的四肢關節，進而塑造全身整體美。

A.步驟：

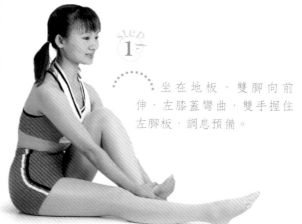

坐在地板，雙腳向前伸，左膝蓋彎曲，雙手握住左腳板，調息預備。

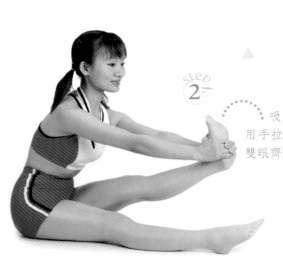

吸氣，左腳伸直，身體跟著向前，用手拉起左腳，直到手肘伸直，腳約與雙眼齊高，背部挺直，停留一下。

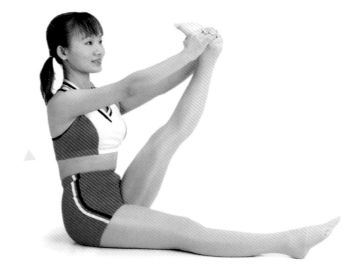

B.要訣：

    a.雙腳必須隨時維持筆直，練習時注意身體不要往後傾，把背脊挺直，才能伸展到背骨。

    b.伸展腳筋時，意念集中在被拉緊的後膝，想像腳越來越筆直修長。

C.小叮嚀：

    a.初學者筋骨較僵硬，只要腳伸直拉高到自己的極限即可。

    b.剛開始拉腳筋，腳可能會不停的抖動，這是正常現象，抖久了筋自然也拉鬆了。

    c.一般人常會為了拉近腳與身體的距離而彎曲膝蓋，這是錯誤的做法，因為如此將失去拉腳筋的功效。

D.功效：

    a.鷺鷥是非常基本又有效的拉筋動作，經常練習可讓雙腿變得修長筆直。

    b.伸展腳筋可促進雙腳的血液循環，雙腿肌膚也會越來越嬌嫩。

    c.這組動作主要在伸展背骨腳筋，同時也可矯正彎腰駝背及背脊歪斜。

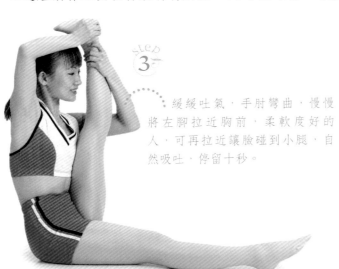

step 3

緩緩吐氣，手肘彎曲，慢慢將左腳拉近胸前，柔軟度好的人，可再拉近讓臉碰到小腿，自然吸吐，停留十秒。

step 4

手伸直放鬆，吐氣，同一側反覆練習三次，手腳放平，調息一下，再換邊練習。

(3) 腿部伸展——英雄式

　　現代人平時很少運動，大腿肌肉容易鬆垮垮的，瑜伽的英雄式強調像英雄人物一樣雄赳赳氣昂昂的挺立姿態，它有點類似中國武術蹲馬步或弓箭步的姿勢，可鍛鍊大腿下盤，進而塑造出一雙堅實修長的美腿。

A.步驟：

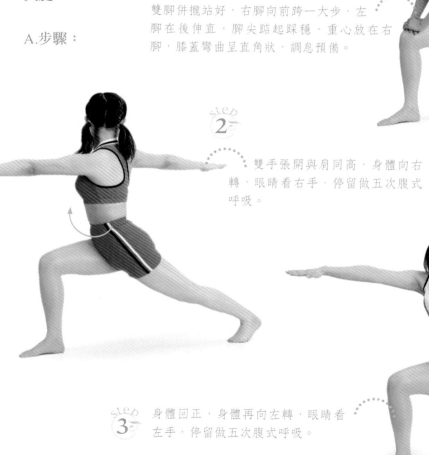

step 1

雙腳併攏站好，右腳向前跨一大步，左腳在後伸直，腳尖踮起踩穩，重心放在右腳，膝蓋彎曲呈直角狀，調息預備。

step 2

雙手張開與肩同高，身體向右轉，眼睛看右手，停留做五次腹式呼吸。

step 3

身體回正，身體再向左轉，眼睛看左手，停留做五次腹式呼吸。

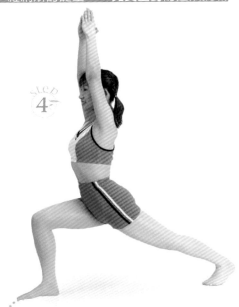

身體還原，雙手合掌，吸氣時手臂伸直向
上舉起，身體向後傾，頭往後仰，眼睛看
向天花板，挺胸，吐氣，停留十秒。

B.要訣：

　　a.彎曲的膝蓋盡可能保持直角，臀部壓低
　　　與大腿膝蓋同高，身體重心抓穩。

　　b.停留時意念集中在伸展的大腿內側及下
　　　盤，盡量去感受大腿被伸展得又痠又
　　　緊的感覺，想像腿部線條越來越美
　　　了。

C.小叮嚀：

　　a.瑜伽的英雄式有一點難度，初學者不妨
　　　只練習step 1的動作，只要保持上半身
　　　挺直，將重心放在下盤，時間停留越
　　　久，越能鍛鍊雙腿的耐力。

　　b.身體向後仰的動作要慢，身體重心抓
　　　穩，配合呼吸保持全身平衡。

D.功效：

　　a.瑜伽的英雄式有點類似中國武術中的蹲
　　　馬步，對鍛鍊下盤非常有幫助。

　　b.經常練習可美化大腿線條，改善腰痛，
　　　矯正因姿勢不當引起的背椎扭曲。

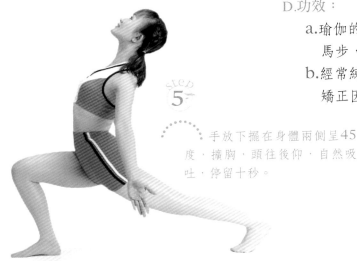

手放下擺在身體兩側呈45
度，擴胸，頭往後仰，自然吸
吐，停留十秒。

手還原，身體回到step 1 的姿
勢，調息一下，換腳練習，左
右腳反覆練習三次。

（4）促進循環——舞蹈式

　　許多的瑜伽動作看起來相當緩和，但同樣可牽動到全身肌肉，讓身體徹底伸展，瑜伽的舞蹈姿勢，就是擺出舞者的姿態，拉高單腿展現優雅與自信美。

A.步驟：

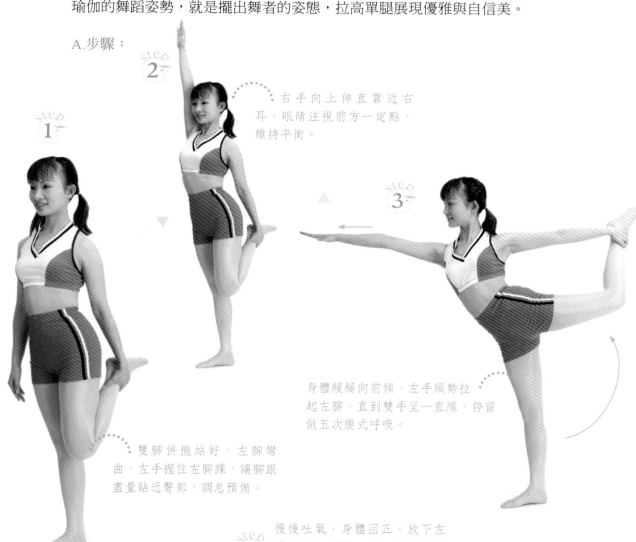

Step 1

Step 2

右手向上伸直靠近右耳，眼睛注視前方一定點，維持平衡。

Step 3

身體緩緩向前傾，左手順勢拉起左腳，直到雙手呈一直線，停留做五次腹式呼吸。

雙腳併攏站好，左腳彎曲，左手握住左腳踝，讓腳跟盡量貼近臀部，調息預備。

Step 4

慢慢吐氣，身體回正，放下左手左腳，調息一下，換右腳練習，左右反覆練習三次。

B.要訣：

　　a.支撐身體的單腳須盡量伸直，眼睛注視定點，大腿放鬆，以腹部力量，拉高
　　　大腿，並維持身體平衡。

　　b.腿拉高的同時，集中意念在伸直的單腳，想像腿部線條越來越美。

C.小叮嚀：

　　這個動作採單腳站立，初學者較難掌握平衡，剛開始可先扶桌椅或牆壁輔助，以
免跌倒，慢慢練習腳即可越抬越高，如下圖。

D.功效：

　　a.拉高腿部的動作，能消除腿部
　　　贅肉，美化臀腿曲線。

　　b.鍛鍊身體的平衡感，強化內臟
　　　機能，促進全身血液循環，
　　　恢復身體活力。

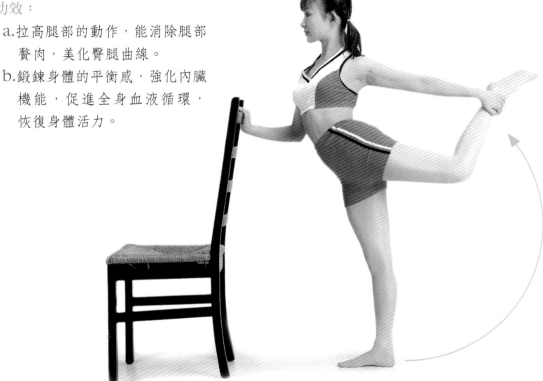

14 天擺脫西洋梨
—— 瑜伽下半身塑體

WORKING IT

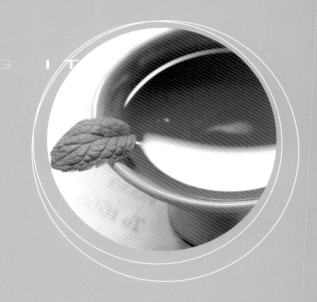

PART
IV 控制飲食
擺脫西洋梨

BEAUTY LIFE

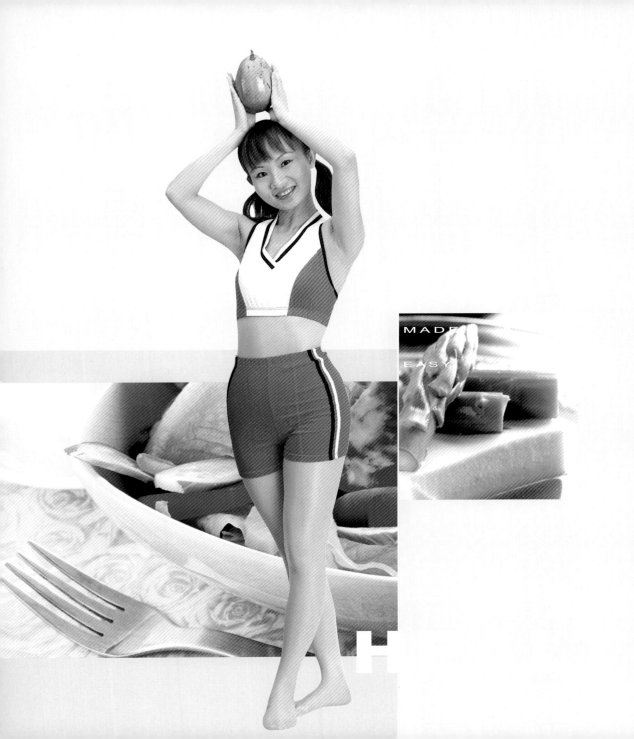

MADE
EASY

1 瘦身不二法門──飲食控制＋運動

■■減重的不二法門就是「少吃多動」，少吃並不是指吃得很少，而是少吃高熱量、高油脂、高糖的食物，減少攝取的熱量，並配合運動來消耗脂肪、增加骨密度與肌肉彈性，因為在瘦身期間，減少熱量攝取會造成基礎代謝率降低，但運動卻可提高基礎代謝率，所以飲食控制和運動一定是相輔相成，密切配合，才能顯現成效。想要徹底擺脫西洋梨身材，除了勤練瑜伽瘦身運動，還須切實調整飲食習慣、節制口腹之慾，加油！以毅力持之以恆，相信你輕輕鬆鬆就能甩掉一身贅肉。

（1）放慢用餐步調

瑜伽為了達到身心健康，在練習過程中與呼吸、體位法同樣重要的就是飲食。瑜伽主張每個人都應適量攝取適合自己的食物，強調自然飲食的觀念，也就是盡量生食，吃當地當季的食物，以及依身體所需來攝取食物。

另外，配合瑜伽靜坐可紓緩壓力，並進一步協助調整飲食習慣，藉以控制體重。因為忙碌的現代人什麼事都匆匆忙忙，甚至因為工作或生活壓力大而出現嗜吃或暴食的傾向，透過靜坐，可以讓腸胃隨全身放鬆，並自我觀照，進而調整不當的飲食習慣。

瑜伽靜坐的重點在於「呼吸」。在吃東西前先做五次腹式深呼吸，因為深呼吸有助於身體放鬆，而身體放鬆後，大快朵頤的衝動會跟著沈澱下來，這時候再開始進食，可以讓人放慢用餐的步調，從細嚼慢嚥中品嘗食物，進食的速度越慢，食量也跟著變小，慢慢的，體重也獲得控制。

（2）改變飲食習慣

每天面對五花八門的美食誘惑，想要保持苗條，實在不是一件容易的事；其實從日常生活著手，調整飲食習慣，以下這些小撇步，就能讓你吃得健康又美麗。

A.吃慢一點，專心吃

　　每餐進食時間要超過20分鐘，吃東西時不做別的事。在用餐前，先做五次腹式深呼吸，降低大吃大喝的衝動，你可以練習每次只夾一小口，放慢步調小口小口的吃，每夾一次菜，就放下筷子，細嚼慢嚥，每一口菜嚼久一點，好好品味每一口菜。

　　很多人喜歡邊走邊吃、邊看電視邊吃、邊聊天邊吃，這些壞習慣最容易讓食物吃過量。要避免飲食過量，吃東西時絕對不做別的事。要專心吃飯，最好固定吃飯時間與地點，先想好適當的餐廳與菜色，吃飯時，關掉電視、不看書，不做別的事，食量不易控制者，可以先拿一個餐盤，把固定的菜量夾好，仔細品嚐每一口食物。

B.把握進餐程序的訣竅

　　餐前先喝一杯白開水，上菜之後，先喝清湯，吃一些涼拌、燙青菜，然後再吃其他菜餚。千萬不要一上桌，就挑最喜歡的菜狼吞虎嚥，又吃一大碗飯來配菜，這樣的吃法，很容易吃下過多熱量。

C.越晚吃越少，絕不吃宵夜

　　早餐吃得好，午餐適量均衡，下午餓了，可吃一份水果、幾片蘇打餅乾充飢，晚餐盡量吃得愈少愈好，至於宵夜絕不可以吃，如果真的很餓，頂多喝一杯低脂牛奶。三餐正常吃，禁食宵夜及零食、甜點。吃東西前，先確定是「真的餓」還是「心理餓」？以免受美食誘惑，吃進過多熱量。

D.選擇低熱量食物

　　選擇吃瘦肉不吃肥肉，但瘦肉依種類不同，所含的油脂量亦不同，如右圖所示：

豬肉＞羊肉＞牛肉＞鴨肉＞魚肉＞雞肉

全脂奶＞低脂奶＞脫脂奶

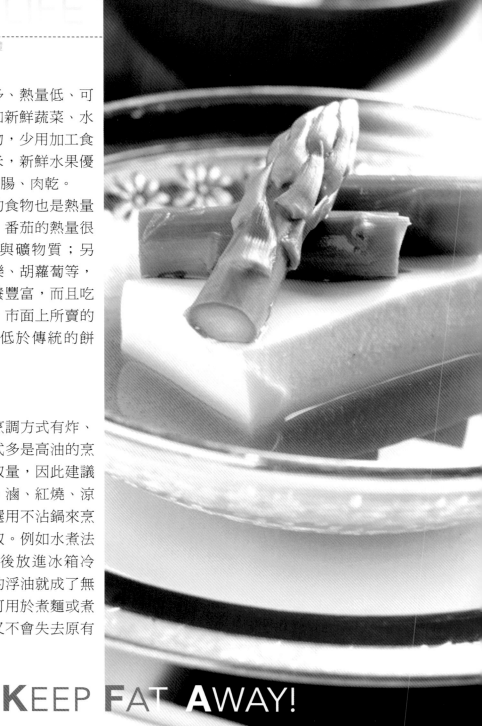

多吃體積大、纖維多、熱量低、可增加飽足感的食物，例如新鮮蔬菜、水果；選擇新鮮、天然食物，少用加工食品，例如胚芽米優於白米，新鮮水果優於果汁，新鮮豬肉優於香腸、肉乾。

富含纖維（高纖）的食物也是熱量低的瘦身好食物，例如：番茄的熱量很低，又有豐富的維他命與礦物質；另外，葡萄柚、蘋果、芭樂、胡蘿蔔等，也是天然高纖食物，營養豐富，而且吃了容易有飽足感。此外，市面上所賣的高纖餅乾，所含熱量也低於傳統的餅乾。

E.低油的食物烹調技巧

國人一般較喜愛的烹調方式有炸、煎、炒，但這些烹調方式多是高油的烹調法，會增加油脂的攝取量，因此建議改變烹調方式為蒸、煮、滷、紅燒、涼拌、烤、燉等方法，或選用不沾鍋來烹調食物，降低油脂的攝取。例如水煮法是先用大骨熬湯，待涼後放進冰箱冷藏，拿出冰箱去除上面的浮油就成了無油高湯，這種無油高湯可用於煮麵或煮青菜，去掉多餘油脂，又不會失去原有的營養美味。

KEEP FAT AWAY!

F.學習外食秘訣及食物代換

　　減重時必須少碰高油與高糖的食物，但是長期吃慣這類食物的人恐怕知易行難。尤其如果在外用餐，面對高熱量食物怎麼辦？建議你拿一碗熱水，洗掉菜餚的油；把炒米粉加熱水變成米粉湯，但是不喝湯；炸雞腿去外皮，並以紙巾吸油再吃；不要吃中式炒麵，改吃較清淡的日式涼麵；吃生菜沙拉時可選擇優格或義式沙拉醬代替美乃滋或千島沙拉醬；或利用蒟蒻、蔬菜等低熱量食材作菜，這些方法都可以去除多餘的油脂，而且也可以吃的很飽又美味。

　　另外，用取代方式漸進改變飲食習慣，比較容易落實執行瘦身計畫；例如：用開水、烏龍茶、花茶、麥茶取代各種含糖飲料；用水餃取代鍋貼，湯麵(不喝湯)取代炒麵和乾麵；用低脂奶取代調味奶與全脂奶；用新鮮水果取代果汁(包括鮮榨果汁；用烤或滷雞塊取代炸雞塊；這些都是不錯的代換方式，可以在日常生活中隨機運用。

　　澱粉質高的食物，如年糕、湯圓、芋頭、玉米、冬粉等，可以代替飯、麵的份量；喜歡小酌幾杯的人，須注意酒類熱量也很高，例如：罐裝啤酒一罐120大卡、XO一小杯(30cc)就有75大卡，所以只能喝1~2小杯應應景；零食、點心熱量高，更應節制，例如花生20粒(1湯匙)、或芝麻湯圓1粒、或巧克力糖一顆(12公克)，就含有70大卡，約等於1／4碗飯熱量，如果嘴饞多吃了些，三餐就須減量。

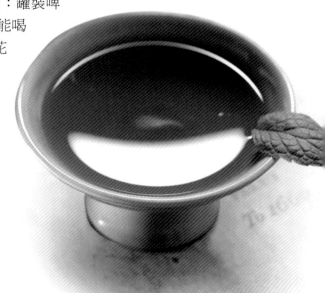

(3) 均衡飲食 —— 每天減少攝取500大卡

　　根據行政院衛生署依國人不同年齡、性別、工作量而訂出的熱量建議，每人每日所需熱量是1800大卡，一般而言，安全的減重是建議每日熱量需求減少攝食500大卡，一週約可減少體重0.5~1公斤。每日熱量需求＝理想體重×30大卡／公斤，所以減重時，男性的熱量建議每日約1300~1400大卡，女性的熱量建議每日約1000~1200大卡，食物的選擇應包含六大類食物，以均衡飲食為原則。減重過程配合運動，除增加瘦身效果外，也可以避免復胖。

以下是衛生署建議的每日飲食指南，提供給大家做參考。

每日飲食指南表 （資料來源：衛生署）

類　別	份　量	份　量　單　位　說　明
五穀根莖類	3~6碗	每碗約為飯1碗（200公克）或中型饅頭1個或土司4片
奶類	1~2杯	每碗約為牛奶1杯（240c.c.）或發酵乳1杯（240c.c.）或乳酪1片（約30克）
蛋魚豆肉類	4份	每碗約為肉1兩（約30公克）（肉包括家禽及魚類）；豆腐1塊（約100公克）；豆漿1杯（240c.c.）；蛋1個
蔬菜類	3碟	每碗約為蔬菜3兩（約100公克）
水果類	2個	每碗約為中型橘子1個（約100公克）或番石榴一個
油脂類	2~3湯匙	1湯匙約為15公克油

說明：以上的量是每人一日所需的熱量大約1800大卡，但因性別、工作型態之不同，
　　　可自行由表中的飯量部份去調整成適合自己的份量。

注意：不論有沒有在減肥，都必須要有均衡的飲食。

2 十四天瘦身食譜

營養諮詢：鄭金寶（台大醫院營養部主任）

計算熱量要注意以下的原則，以免弄錯份量

■■■一份蛋白質的份量大約是三湯匙的脫脂或低脂奶粉、240cc的脫脂或低脂鮮奶、3隻草蝦、半隻雞腿、8顆牡蠣……等；水果每個的份量約拳頭大小，如柳丁、半個泰國芭樂、葡萄10顆、小番茄10顆、香蕉半根……等，大番茄含糖量低，算是蔬菜類，可以多吃；青菜一碟與一碗的份量指的是宴客時的小盤子與小碗。

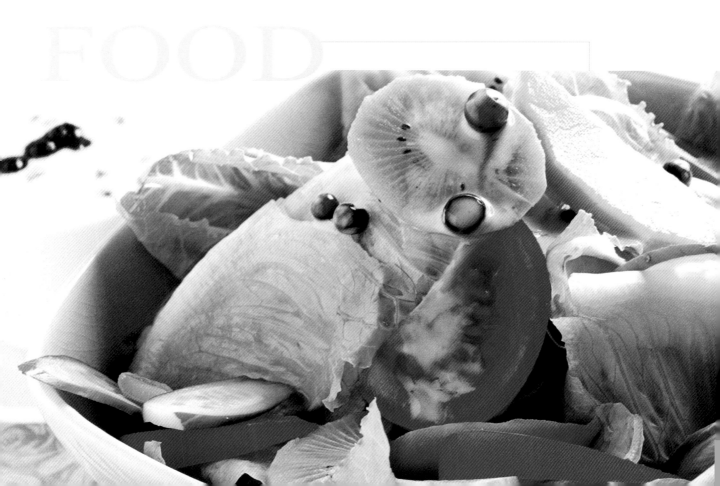

第 1 週

1		
早餐	三明治+低脂優酪乳1瓶	
中餐	壽司組合+茶葉蛋+果菜汁1杯	
晚餐	陽春麵+皮蛋豆腐+燙青菜1碟+柳丁1個	

＊ 小叮嚀：外面賣的麵通常較油膩，記得麵吃2/3就好，湯不要喝。

2		
早餐	蛋餅+熱茶1杯	
中餐	排骨便當	
晚餐	水餃7顆+燙青菜1碟+蛋花湯1碗+蓮霧3個	

＊ 小叮嚀：便當的飯吃1/2即可，裹在排骨外面的油炸粉不要吃，肉不必全部吃完，青菜先用開水泡一下去掉過多的油脂。

3		
早餐	烤土司2片+茶葉蛋+脫脂牛奶1杯	
中餐	榨菜肉絲麵+青江菜1碟+柳丁1個	
晚餐	白飯半碗+滷雞腿半隻+涼拌芥菜心1碟+蘿蔔湯小碗+小番茄10個	

＊ 小叮嚀：麵吃1/2或2/3即可，麵湯不要喝。。

4		
早餐	全麥饅頭半個+荷包蛋+無糖豆漿1杯	
中餐	什錦麵+聖女小番茄5個	
晚餐	雞肉飯+燙蕃薯葉1碟+黃瓜排骨湯+橘子1個	

＊ 小叮嚀：什錦麵的湯不要喝，如果口渴盡量喝白開水。

5		
早餐	水果麥片粥+蘋果半個+蘇打餅乾3片	
中餐	烤豬排簡餐+筍絲湯1碗	
晚餐	牛肉河粉+燙菠菜1碟+泰國芭樂半個	

＊ 小叮嚀：簡餐的肉不必全部吃完，飯吃一半就好，青菜盡量過水再吃；河粉湯不要喝。

6		
早餐	中型番茄+白煮蛋+泰國芭樂半個	
中餐	番茄+白煮蛋+全麥吐司1片+茶或咖啡1杯	
晚餐	番茄+生菜沙拉+涼拌雞胸肉	

＊ 小叮嚀：周末心情放鬆，千萬不要窩在沙發上亂吃零食，建議你不妨吃一天番茄瘦身餐，清清腸胃；記得沙拉醬少放，茶或咖啡都不要加糖和奶精。

7		
早餐	小饅頭2個+肉鬆1湯匙+清豆漿1杯	
中餐	什錦鍋燒麵+小白菜1碟+葡萄12個	
晚餐	飯3/4碗+紅燒筍肉+燙蕃薯葉1碟+番茄蛋花湯+奇異果1個	

＊ 小叮嚀：假日自己在家中動手做做瘦身餐也不錯，切記除了正餐不要吃其他零食哦！

吃了一週的瘦身餐，如果好好配合每日瑜伽瘦身處方，每天至少運動30分鐘，瘦身已初見成果，體重約可下降0.5~1公斤，第二週繼續加油，飲食上仍需節制，配合運動，讓瘦身效果加成。

8

早餐　御飯糰+茶葉蛋+番茄汁1瓶
中餐　小瓶優格+茄汁義大利麵
晚餐　生菜沙拉+蘋果1個

＊小叮嚀：白天如果覺得肚子餓，可以準備1個大番茄或小芭樂當午點。

9

早餐　小餐包2個+乳瑪琳1茶匙+黑咖啡1杯
中餐　陽春米粉+燙空心菜1碟+滷味
　　　（蛋1個+海帶捆2個）+水蜜桃1個
晚餐　糙米飯半碗+烤雞胸排+紅燒蒟蒻
　　　+炒高麗菜1碟+楊桃1個

＊小叮嚀：米粉湯不要喝，滷味不要加太多滷汁。

10

早餐　包子1個+低脂鮮奶1杯
中餐　優格1瓶+中華涼麵
晚餐　滑蛋牛肉粥+大番茄1個

＊小叮嚀：白天如果覺得肚子餓，可以準備1個番茄或小蘋果當午點。

11

早餐　皮蛋瘦肉粥1碗
中餐　排骨飯+番茄高麗菜湯1碗
晚餐　日式涼麵+燙清江菜1碟+胡瓜湯1碗+梨子半個

＊小叮嚀：外面的簡餐份量稍多，排骨飯吃一半就好，肉不必全部吃完，附送的香腸等人工製品不要吃。

PART
IV

12

早餐　優格1瓶+糯米飯糰
中餐　豬肉水餃7個+果菜汁1杯
晚餐　皮蛋瘦肉粥+蘋果1個

＊小叮嚀：白天如果肚子餓，可準備一個大番茄填填肚子，並多喝白開水。

13

早餐　番茄汁1瓶+五穀雜糧小饅頭1個+白煮蛋半個
中餐　水果沙拉1盤+豆奶優格
晚餐　胚芽燕麥粥+低卡生菜+蘋果1個

＊小叮嚀：又到了週末，不妨減少食量清清腸胃，做個週末大掃除，餓了可多吃水煮青菜或大番茄。

14

早餐　全麥吐司1片夾鮪魚番茄片+低脂牛奶1杯
中餐　涼拌豆腐+生菜沙拉+葡萄柚半個
晚餐　蒸蛋+大番茄1個

＊小叮嚀：週末盡量吃清淡些，三餐都吃蔬果，也是不錯的選擇。

後記
EPILOGUE

正確的吃，持續的動，窈窕不復胖

　　想要瘦下來並不難，難的是，如何持之以恆不復胖，因為，控制體重是一種生活習慣，也是一種健康的生活態度。

　　現代人樣樣都追求速效，很多人平時拼命的吃，又窩著不動，反正減肥的方法這麼多，到時候吃減肥藥、減肥茶、節食……很快就可以瘦下來，殊不知這樣速效減肥，不但容易有後遺症，復胖的也快，而且反覆過度節食，胖回來的脂肪甚至比減肥之前還要多。

　　在瘦身期間，減少熱量攝取會造成身體基礎代謝率降低，但運動卻可提高基礎代謝率，所以吃瘦身餐一定要配合持續的運動，才能顯現成效。參考14天瘦身食譜，並配合瑜伽瘦身運動，一週大約可以減掉0.5~1公斤，這種瘦身速度對身體健康是比較安全的，這樣不會因快速減重導致身體的蛋白質流失，還能自然而然的減掉脂肪，瘦到想瘦的部位。

　　瑜伽瘦身是緩和、漸進卻又非常有效的，如果你已經瘦下來，恭喜你！但是記得持之以恆；如果體型還不很理想，沒關係，繼續加油！只要掌握本書的重點，正確的吃、持續的動，很快就能達成目標。

想要永保窈窕不復胖，以下幾點請隨時提醒自己要做到：

　　a.請隨時隨地運用腹式呼吸，配合簡易瑜伽瘦身運動，集中意念在想瘦身的部

位，每天早晚都要練習腹式呼吸，零零碎碎的運動時間總和至少30分鐘。

b. 覺得肚子餓有大吃大喝的衝動時，先做5次腹式呼吸，做完之後，你會覺得其實根本沒那麼餓，慢慢的即可改掉暴飲暴食的壞習慣。

c. 改變生活作息少熬夜，不吃宵夜，不吃零食，多喝白開水。

d. 吃完飯後不要立即坐下或趴睡，最好能站起來動一動；走路和坐姿要正確，走路時要抬頭挺胸、擺動手臂，可消耗更多的能量，看起來也格外有精神。坐下時，也要讓脊背打直，如此才能訓練腹肌，使腹肌有力而不易鬆垮。

e. 每天早晚量一次體重並做記錄，隨時提醒自己控制好體重；每天做了多久的運動，也一一記錄下來，例如走路多少分鐘，練瑜伽瘦身操多久。

把瑜伽融入生活中，學習和自己的身體對話，和瑜伽成為一輩子的朋友，相信你天天都過得開開心心，永遠健康美麗又窈窕。

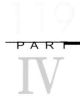

國家圖書館出版品預行編目資料

14天擺脫西洋梨：瑜伽下半身塑體／林怡君，張翠芬 著
——第一版——新北市：文經社，2016.03
面；　　公分——
ISBN 978-957-663-742-1（平裝附影音光碟）
1.瑜伽　2.塑身
411.15　　　　　　　　　　　　　　　　　105002013

⊙文經社

■ health2

14天擺脫西洋梨——瑜伽下半身塑體

著　作　人 — 林怡君、張翠芬
社　　　　長 — 吳榮斌
企劃編輯 — 梁志君
執行編輯 — 吳欣茹
美術編輯 — 黃昭茵
封面設計 — 王小明
出　版　者 — 文經出版社有限公司

地　　　址 — 241 新北市三重區光復路一段61巷27號11樓A（鴻運大樓）
電　　　話 — （02）2278-3338
傳　　　真 — （02）2278-2277
E-mail — cosmax27@ms76.hinet.net
郵撥帳號 — 05088806 文經出版社有限公司
法律顧問 — 鄭玉燦律師　（02）2321-7330
發　行　日 — 2016 年 3 月第一版 第 1 刷

定價／新台幣 280 元　　　　Printed in Taiwan